酷小孩系列

# 儿童身体研究所

[韩] 李香晏 / 文　[韩] 朴仁娥 / 图　霍　慧 / 译

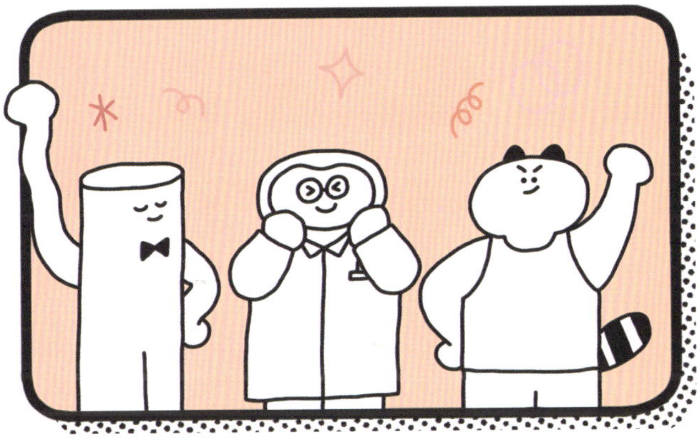

二十一世纪出版社集团
21st Century Publishing Group

# 目录

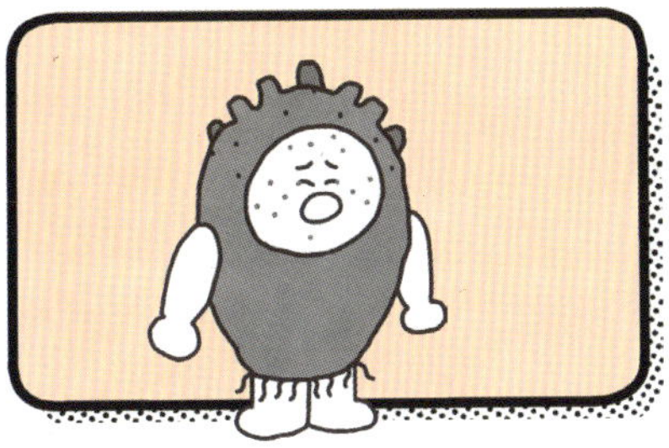

## 让青春痘滚到太空去吧 44



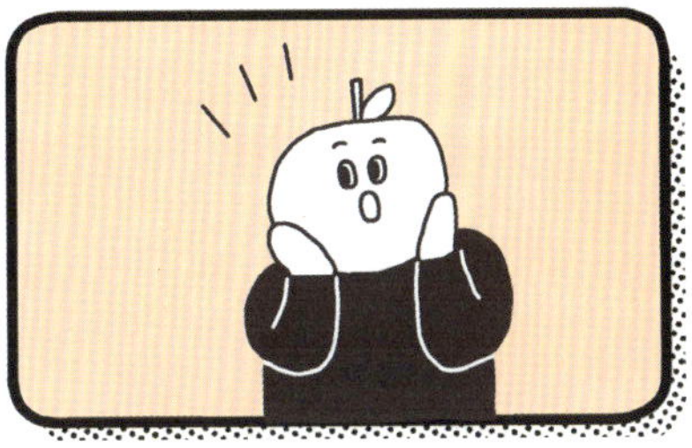

## 月经是未知的世界 54



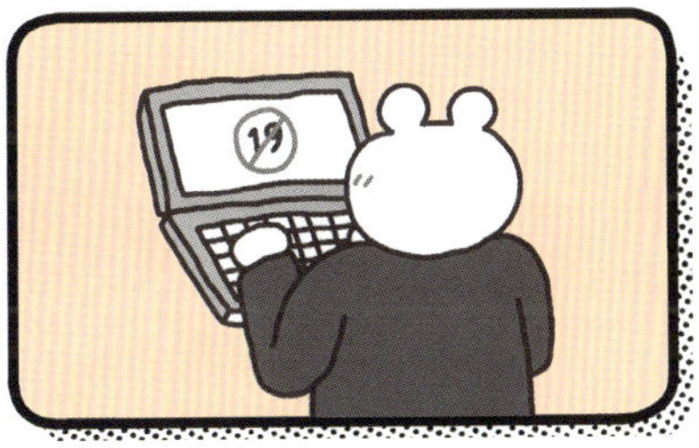

## 这不是心理问题 66



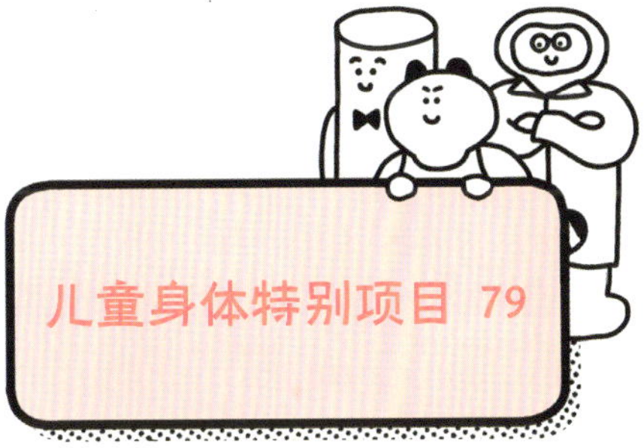

## 儿童身体特别项目 79

# 解决烦恼

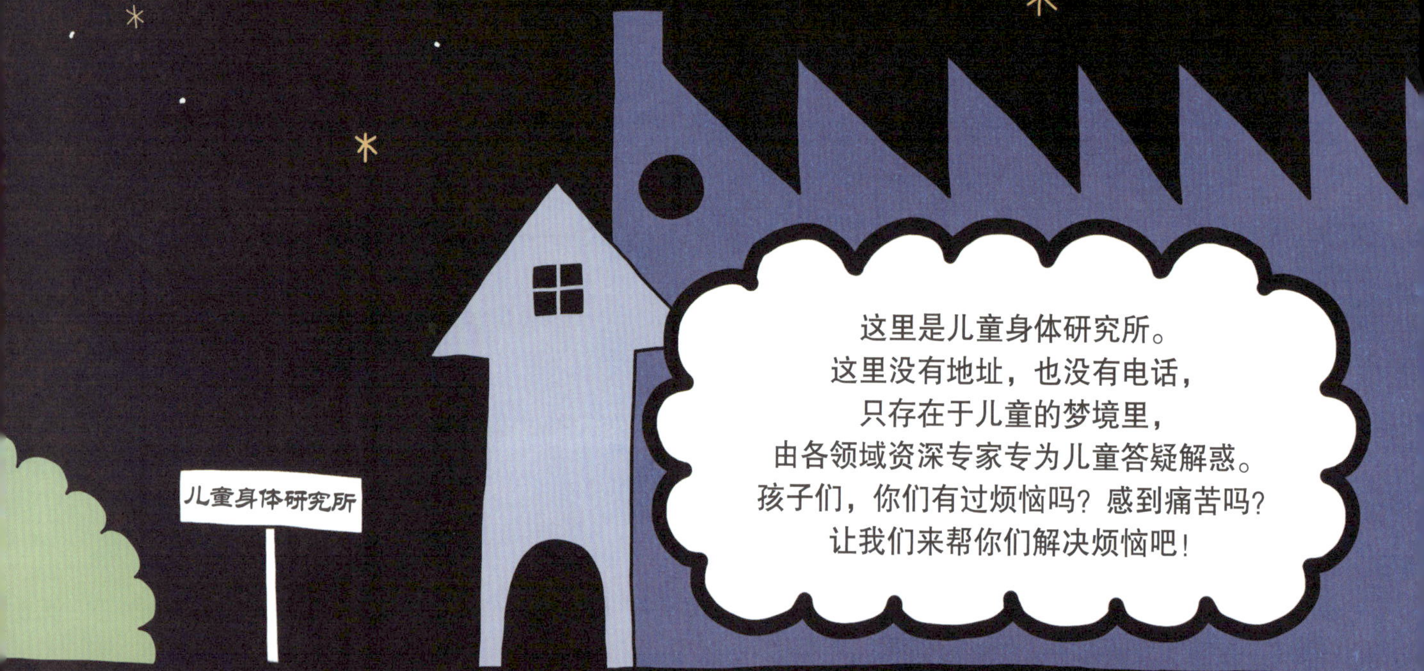


这里是儿童身体研究所。
这里没有地址，也没有电话，
只存在于儿童的梦境里，
由各领域资深专家专为儿童答疑解惑。
孩子们，你们有过烦恼吗？感到痛苦吗？
让我们来帮你们解决烦恼吧！

如果你有身材方面的烦恼，请交给我！我会把它们解决得像长条糕一样干净利落！

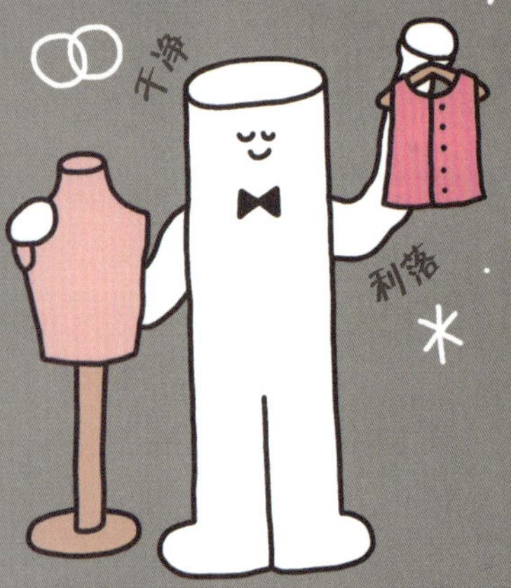


长条糕

如果你想拥有结实的身体，就来找我！我是可以帮助你健康成长的健身专家！

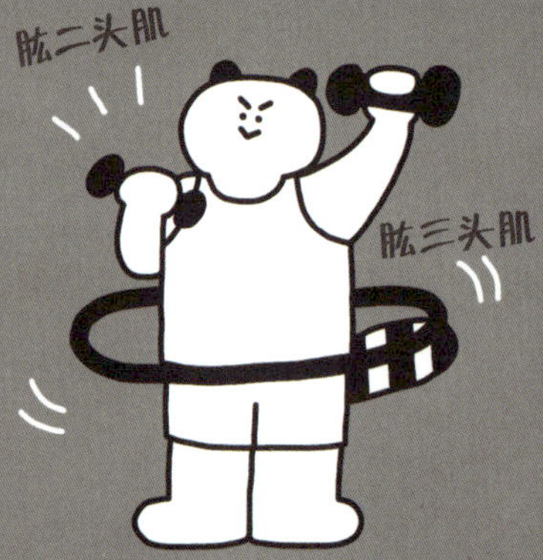


浣熊人

别在意别人的目光，要遵从自己的内心。我是精神健康方面的专家，是业界顶流！嗯，这是毋庸置疑的！

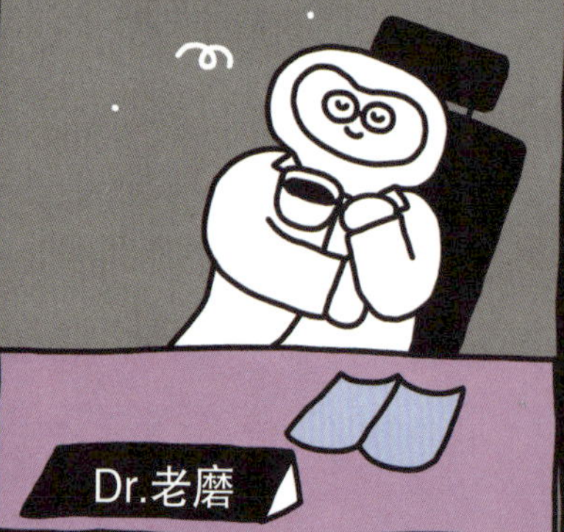


磨叽老师

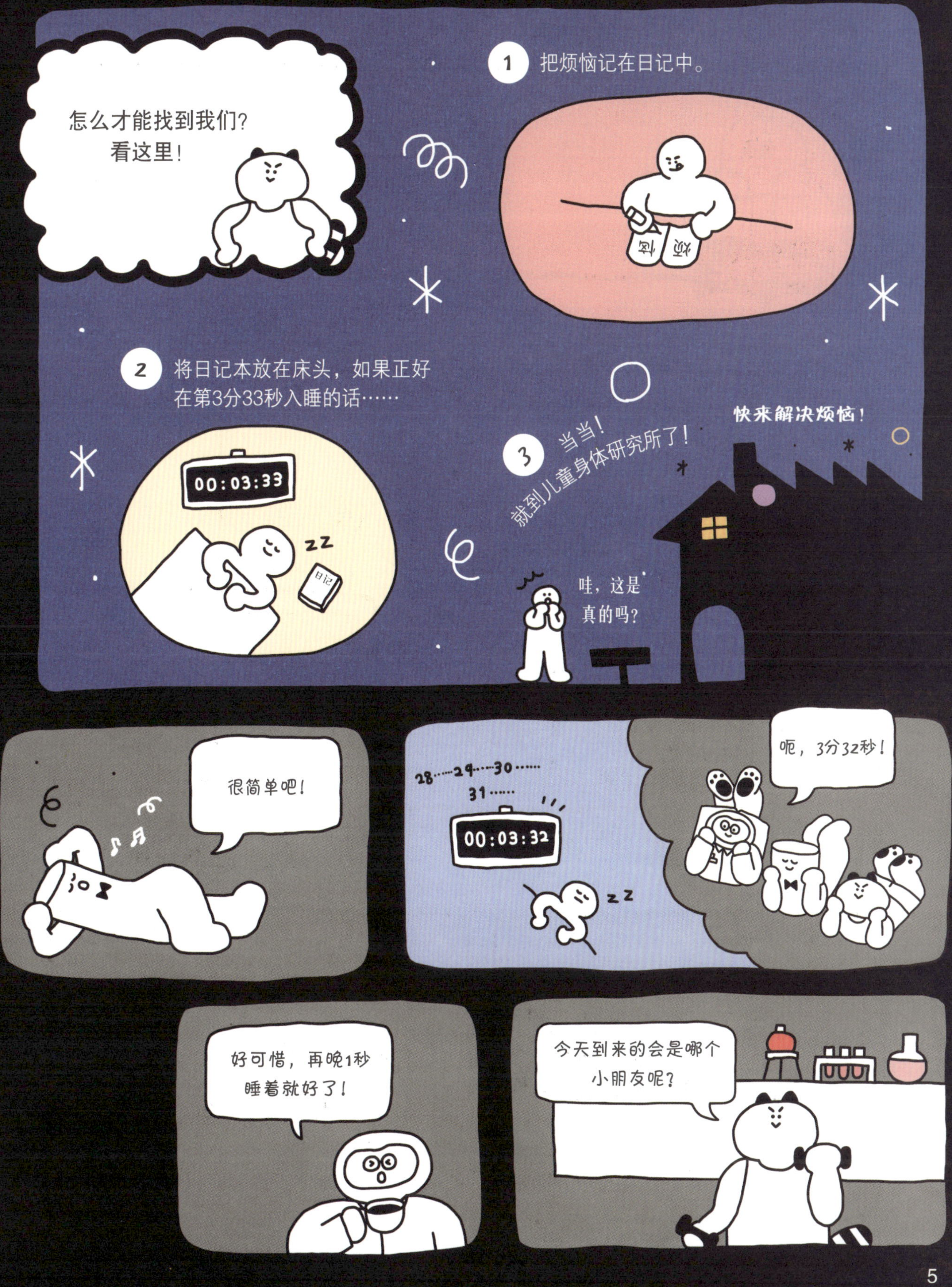
怎么才能找到我们？
看这里！
1 把烦恼记在日记中。
烦恼
2 将日记本放在床头，如果正好在第3分33秒入睡的话……
00:03:33
ZZ
日记
3 当当！就到儿童身体研究所了！
快来解决烦恼！
哇，这是真的吗？
很简单吧！
28……29……30……
31……
00:03:32
ZZ
呃，3分32秒！
好可惜，再晚1秒睡着就好了！
今天到来的会是哪个小朋友呢？

丹丹的日记

# 想变美

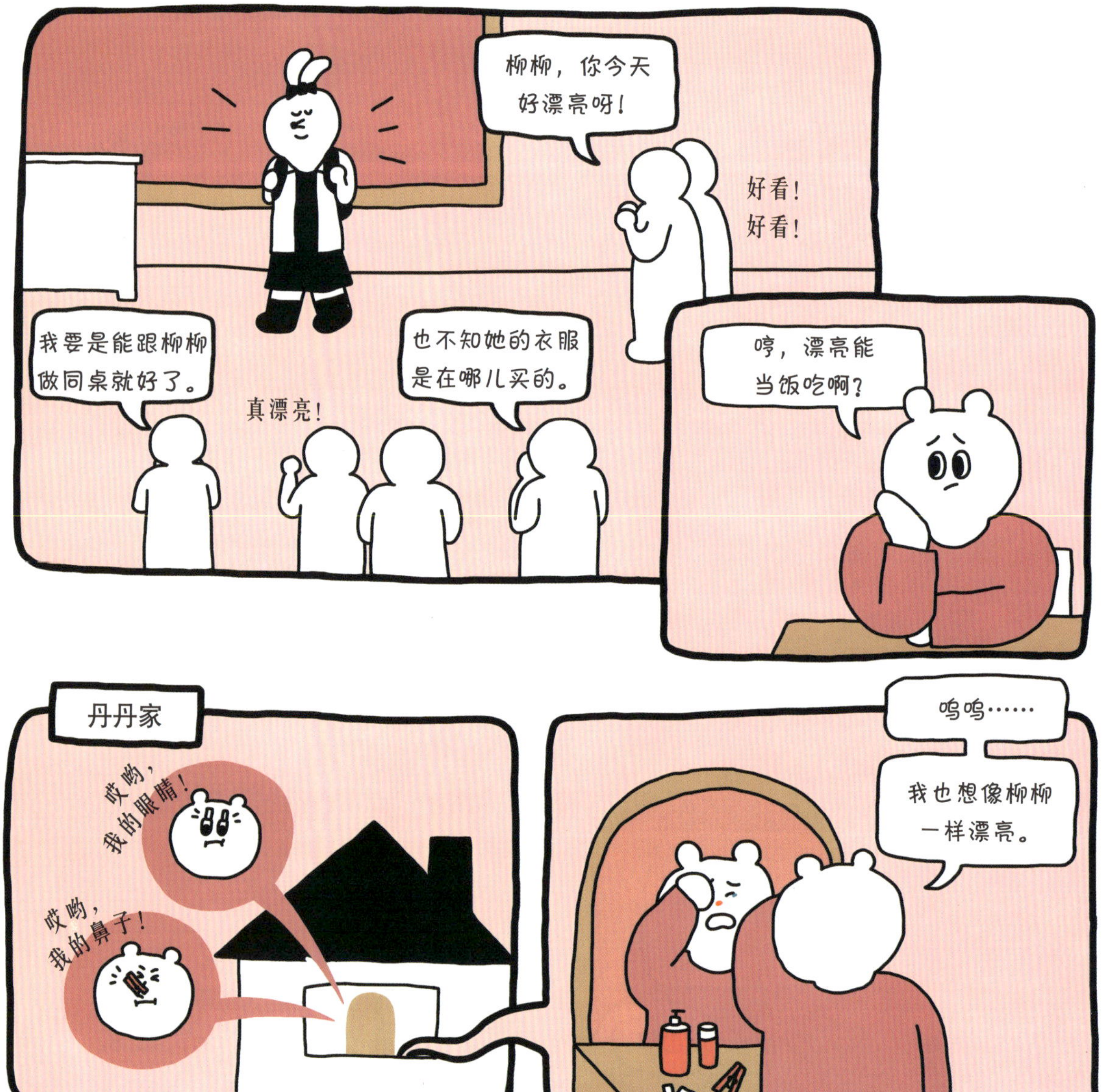
柳柳，你今天好漂亮呀！
好看！好看！
我要是能跟柳柳做同桌就好了。
真漂亮！
也不知她的衣服是在哪儿买的。
哼，漂亮能当饭吃啊？
丹丹家
哎哟，我的眼睛！
哎哟，我的鼻子！
呜呜……
我也想像柳柳一样漂亮。

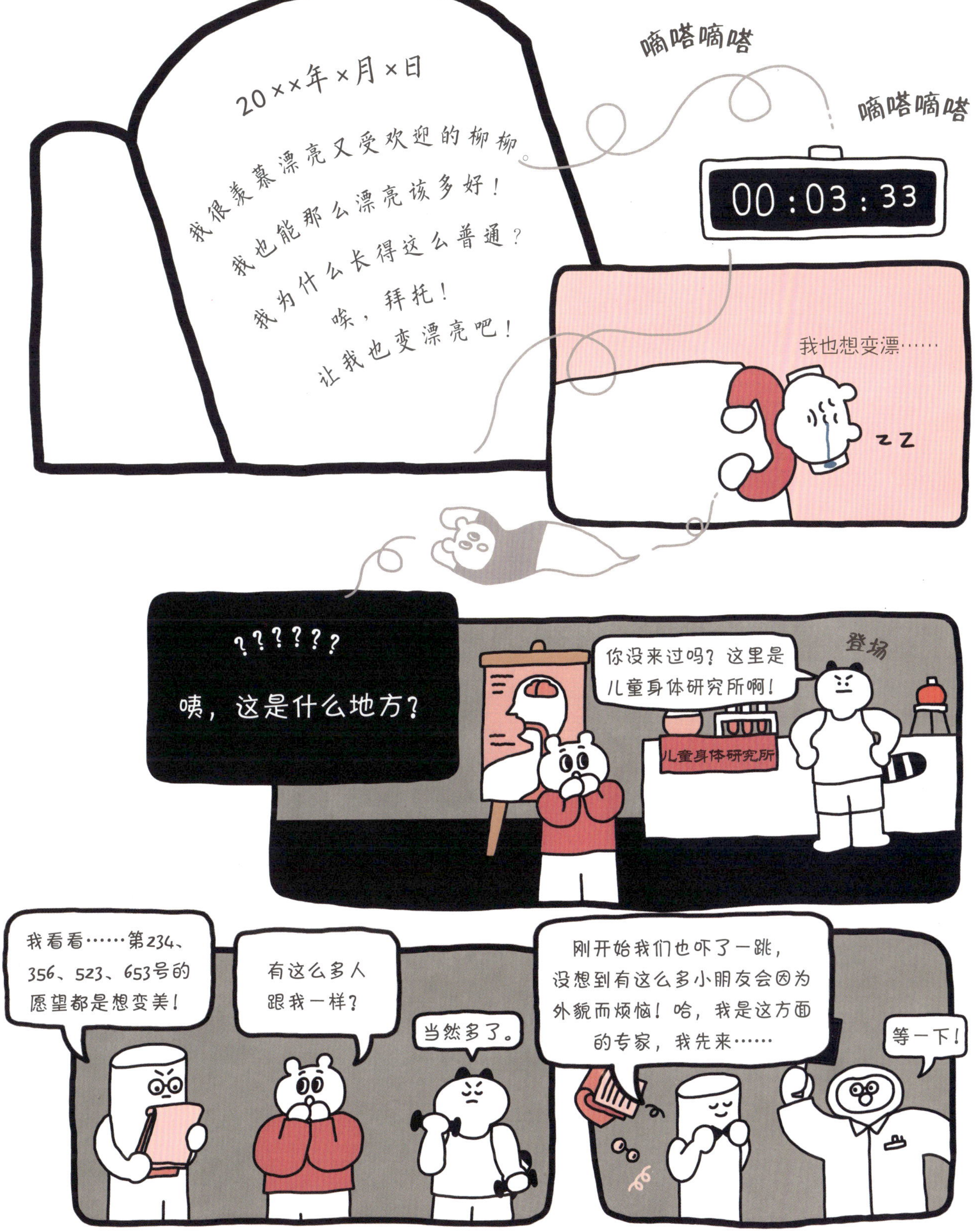

20××年×月×日
我很羡慕漂亮又受欢迎的柳柳。
我也能那么漂亮该多好！
我为什么长得这么普通？
唉，拜托！
让我也变漂亮吧！
嘀嗒嘀嗒
嘀嗒嘀嗒
00:03:33
我也想变漂……
z z
??????
咦，这是什么地方？
你没来过吗？这里是儿童身体研究所啊！
登场
儿童身体研究所
我看看……第234、356、523、653号的愿望都是想变美！
有这么多人跟我一样？
当然多了。
刚开始我们也吓了一跳，没想到有这么多小朋友会因为外貌而烦恼！哈，我是这方面的专家，我先来……
等一下！

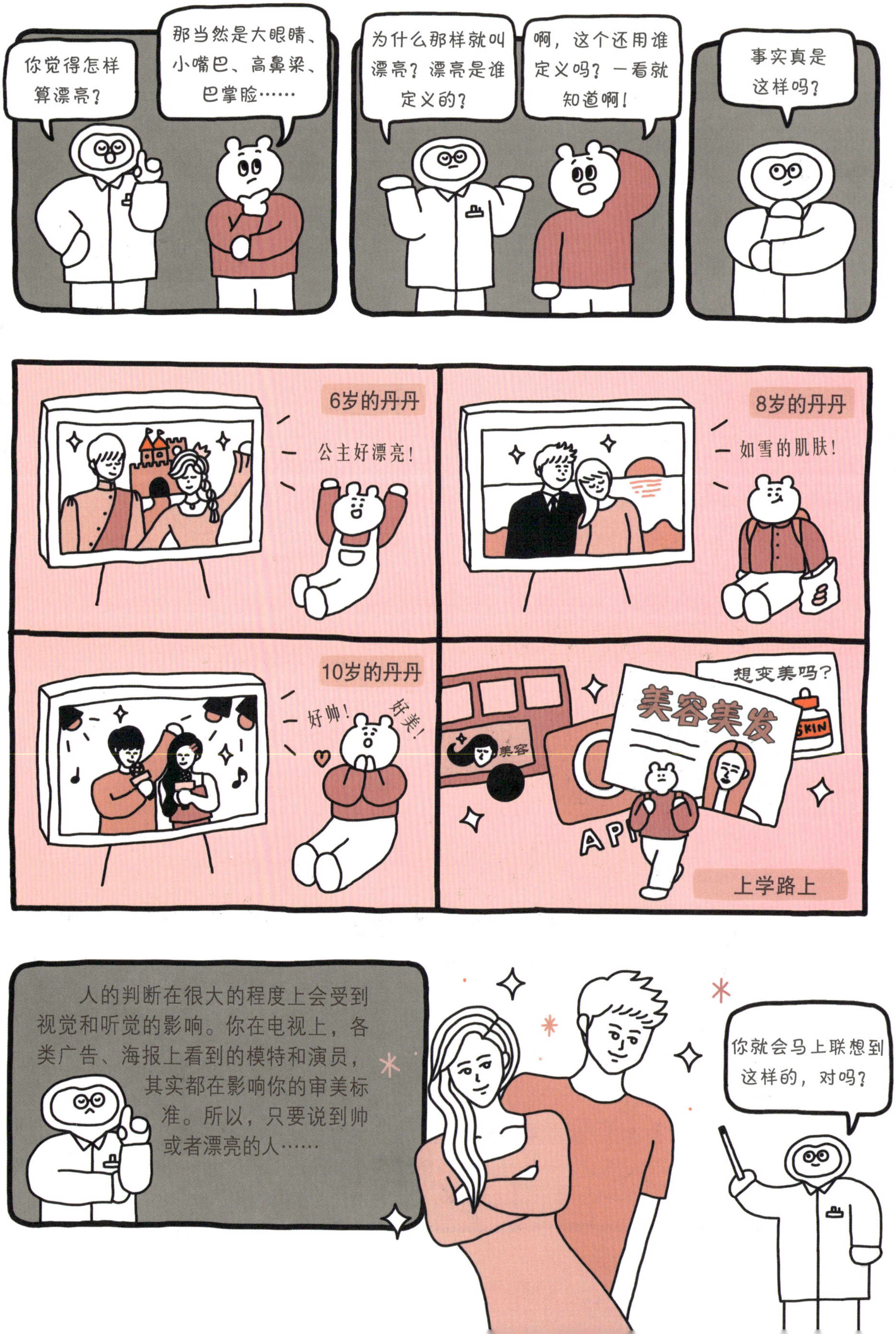

你觉得怎样算漂亮？
那当然是大眼睛、小嘴巴、高鼻梁、巴掌脸……
为什么那样就叫漂亮？漂亮是谁定义的？
啊，这个还用谁定义吗？一看就知道啊！
事实真是这样吗？
6岁的丹丹
公主好漂亮！
8岁的丹丹
如雪的肌肤！
10岁的丹丹
好帅！
好美！
想变美吗？
美容美发
SKIN
美容
APP
上学路上
人的判断在很大的程度上会受到视觉和听觉的影响。你在电视上，各类广告、海报上看到的模特和演员，其实都在影响你的审美标准。所以，只要说到帅或者漂亮的人……
你就会马上联想到这样的，对吗？

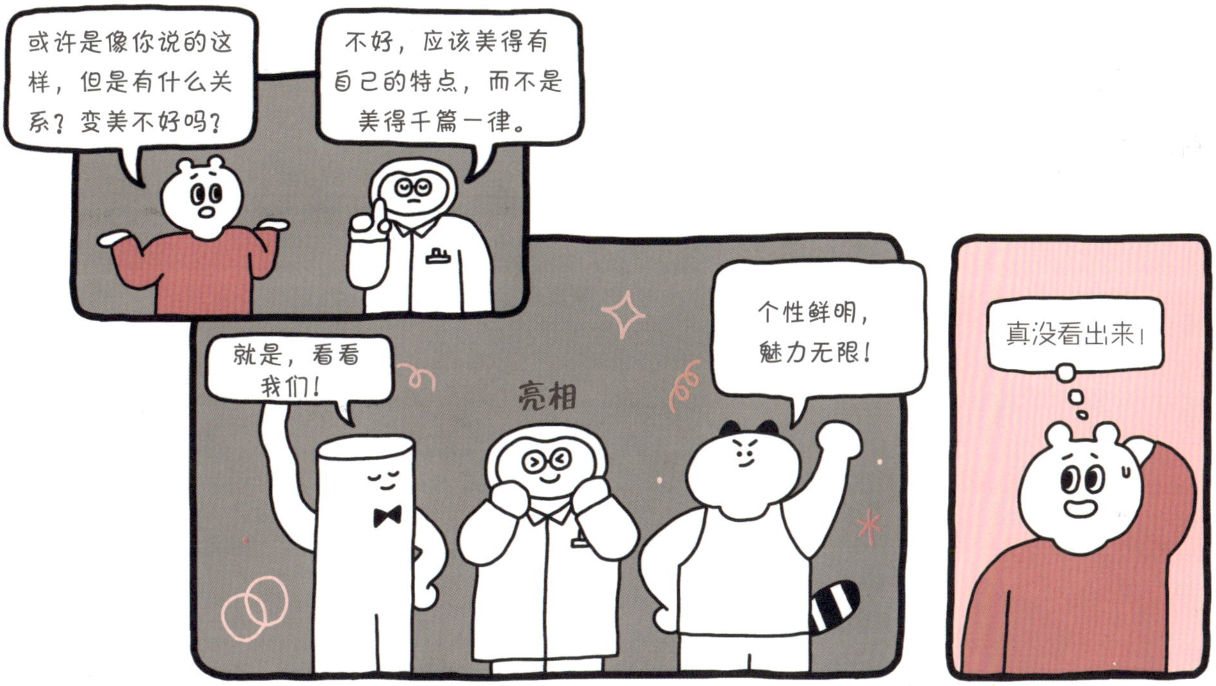

或许是像你说的这样，但是有什么关系？变美不好吗？
不好，应该美得有自己的特点，而不是美得千篇一律。
就是，看看我们！
亮相
个性鲜明，魅力无限！
真没看出来！


## 若因外貌而苦恼，就先问自己几个问题

**我所认为的好相貌到底是什么样的？**

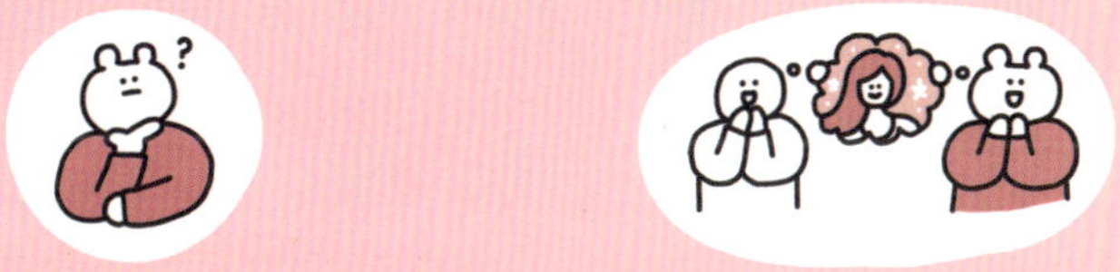

为什么会这么认为呢？

是不是只是随大流了？

**为什么想变成那个样子？**

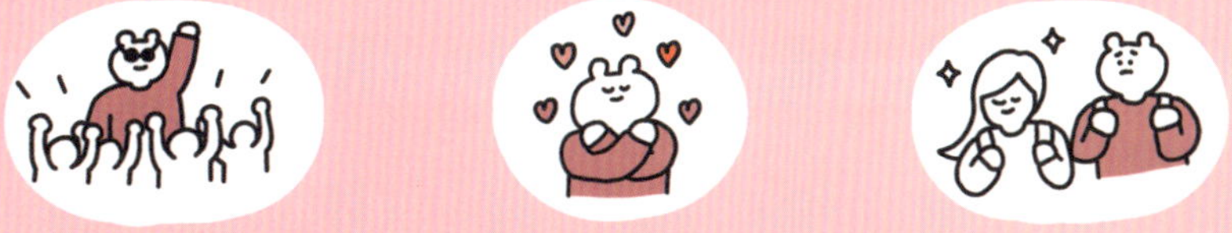

想更受欢迎？

想引人注意？

羡慕长得帅或漂亮的人？

想清楚之后，你会发现你的烦恼并不是仅仅靠改变外貌就能解决的。爱提问和思考的孩子，解决问题的方法也多。

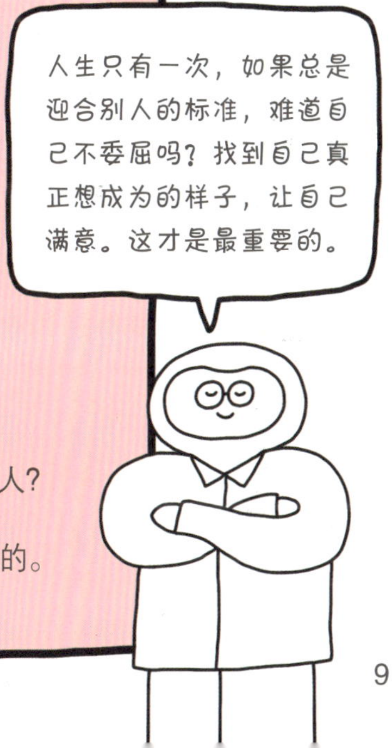

人生只有一次，如果总是迎合别人的标准，难道自己不委屈吗？找到自己真正想成为的样子，让自己满意。这才是最重要的。

## 寻找属于自己的风格

没必要追求跟别人一样，也不可能一样。首先要确立一个“自己满意的自己”的目标。思考一下什么风格适合自己，在此基础上选择相应的造型吧！

### 高冷的猫风格

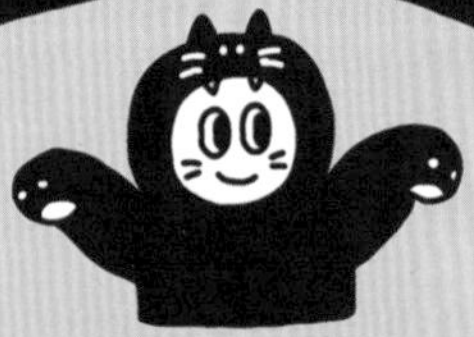

时尚的猫风格。虽然第一印象可能会给人一种冷淡的感觉，但是也可以用反转魅力展现亲切的一面。干净利落的黑白搭配很适合。

推荐搭配

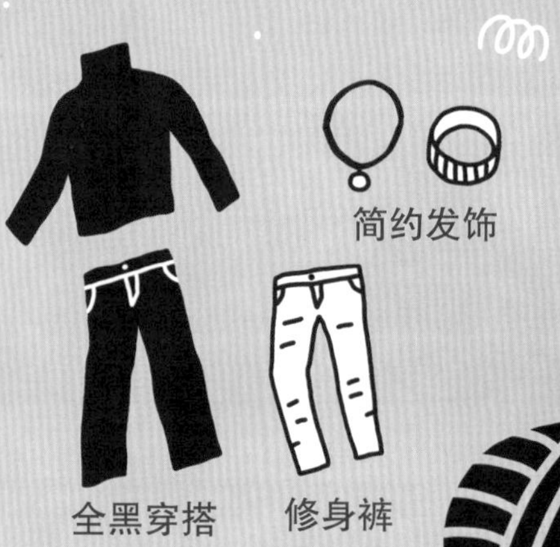


推荐搭配

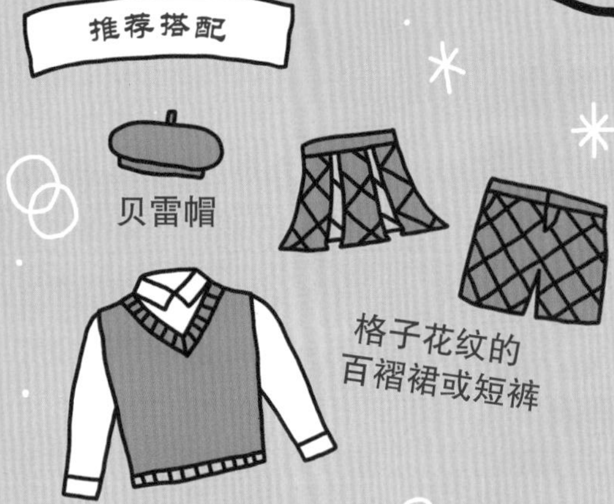


### 活力四射的兔风格

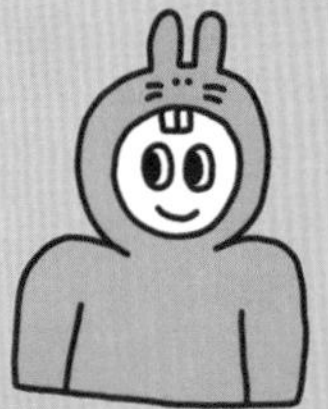

兔风格给人明朗、可爱的感觉。下装选择格子花纹的，可以增添活泼的感觉。

## 魅力四射的恐龙风格

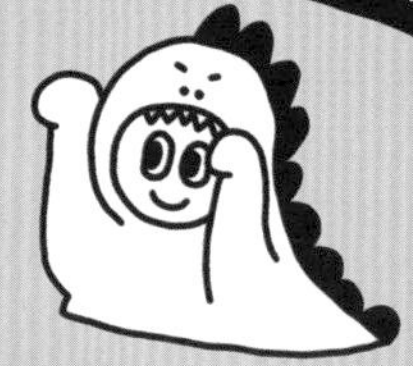

舒适的恐龙风格非常适合外向、有领导力的儿童。选择便于活动的舒适帅气的搭配。

### 推荐搭配

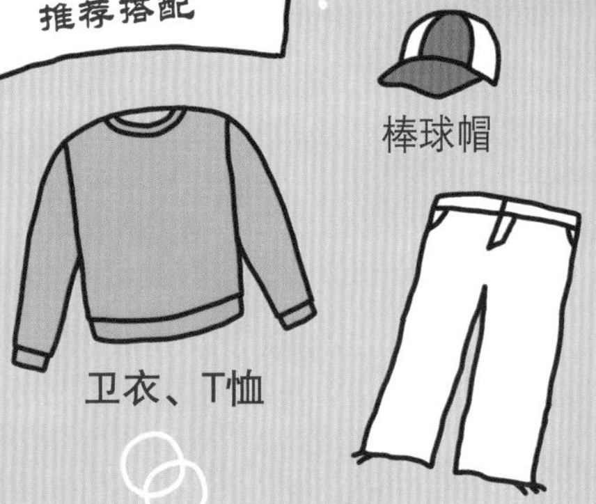

- 棒球帽
- 卫衣、T恤
- 帅气的牛仔裤

## 可爱的狗狗风格

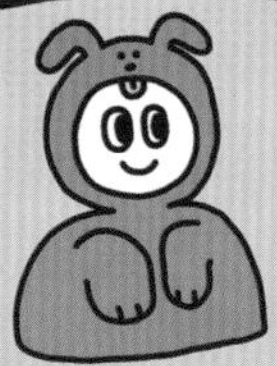

狗狗风格给人以圆滚滚、单纯、可爱的感觉。为了让清纯的魅力翻倍，使用白色或淡蓝色调搭配，并尝试使用闪亮的单品点缀。

### 推荐搭配

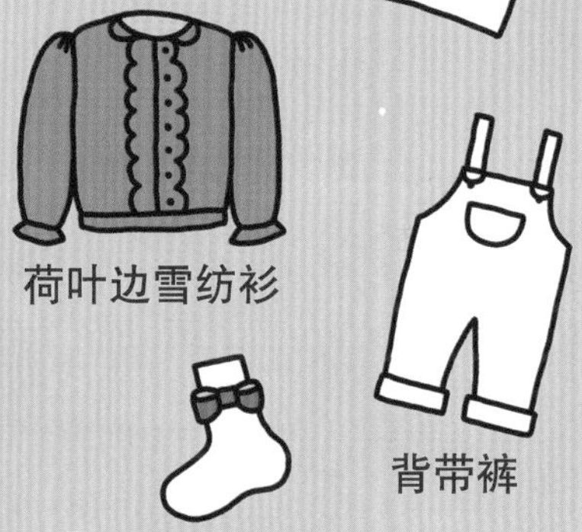

- 荷叶边雪纺衫
- 背带裤
- 带蝴蝶结的饰品

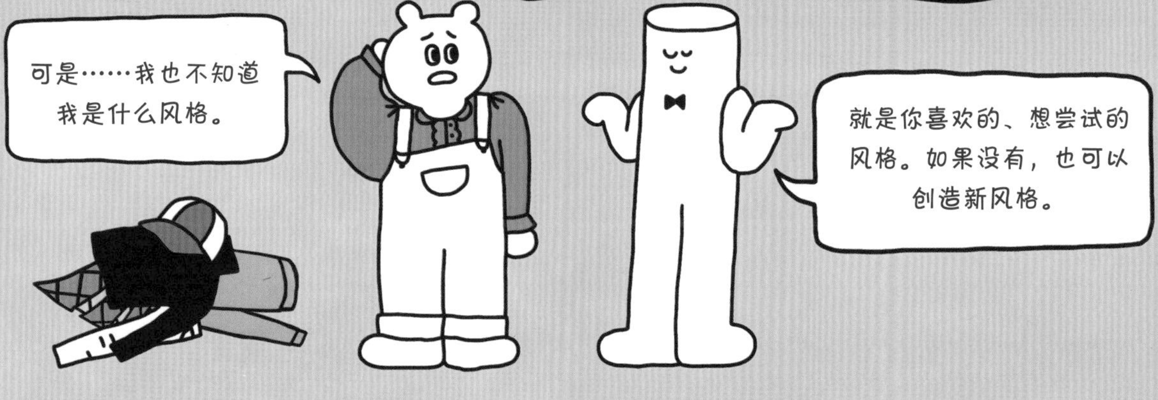
可是……我也不知道我是什么风格。
就是你喜欢的、想尝试的风格。如果没有，也可以创造新风格。

## 了解并融入多元、多彩的世界

这个世界是丰富多彩的，多样化正是其魅力所在。我们的服饰也是如此，对各种风格我们都可以去了解一下，取长补短，找到最适合自己的，让自己成为一抹美丽的风景吧！

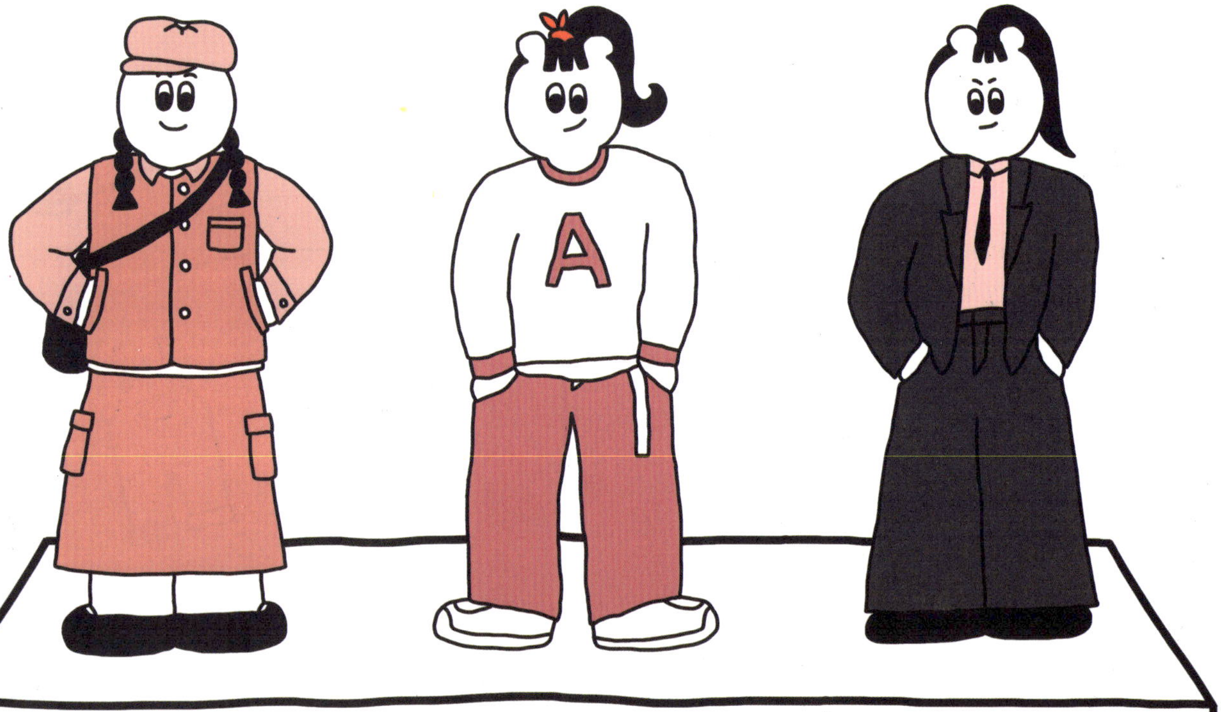


### 休闲风格

这是一种舒适且干练的时尚风格。可以尝试厚棉质地、口袋较多的衣服，集舒适性和实用性于一体。

### 活泼风格

这是一种比较活泼随意的风格。试试印着大大的图标或标语的宽松上衣，叠穿效果也很不错。

### 中性风格

这是一种不分性别、男女皆宜的风格。它将阴柔和阳刚进行混合，以达到平衡，因超越了性别界限而独树一帜。

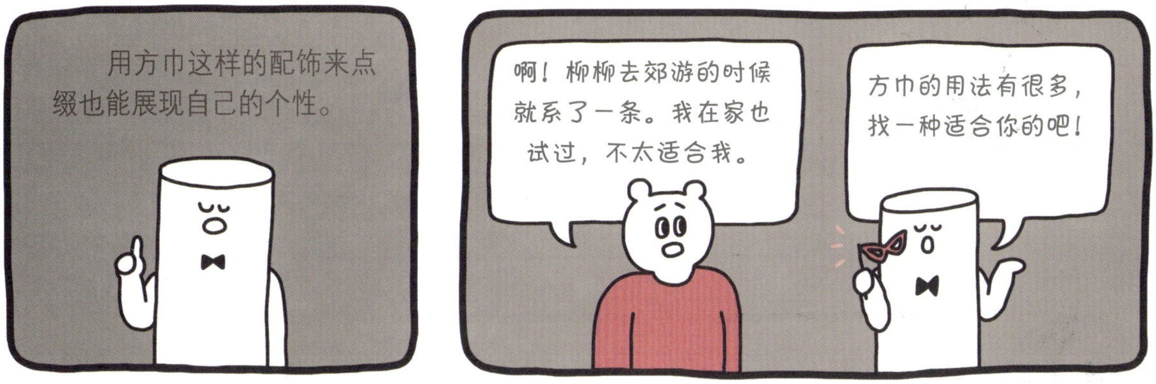
用方巾这样的配饰来点缀也能展现自己的个性。
啊！柳柳去郊游的时候就系了一条。我在家也试过，不太适合我。
方巾的用法有很多，找一种适合你的吧！

## 一物多用的方法很多

### 束发带

这是方巾最基本的用法。把方巾折成长条，当束发带或者头绳使用。有个小妙招：在一头打个活结，另一头插入即可，这样系起来很方便，可以随意调节。

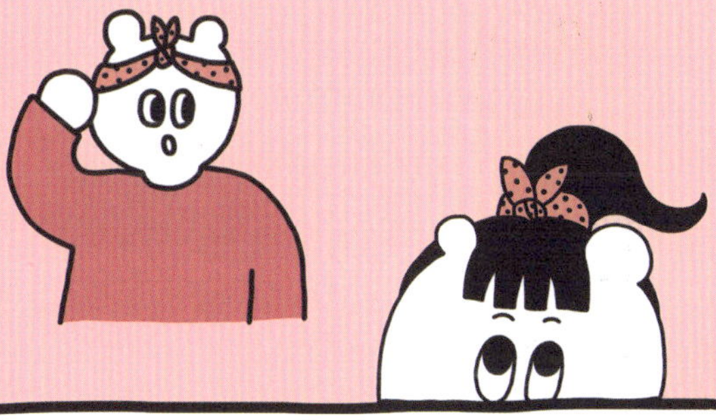

### 系在手腕或颈部

绑在手腕上，或者像系短围巾一样系在脖子上。

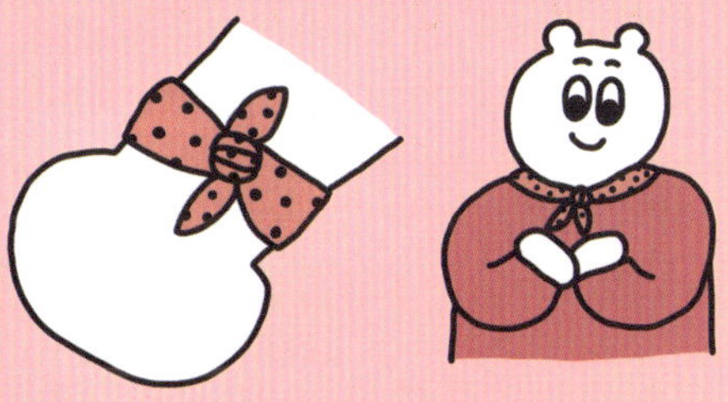

### 腰带

系在裤腰上，根据服装搭配出不同的风格。

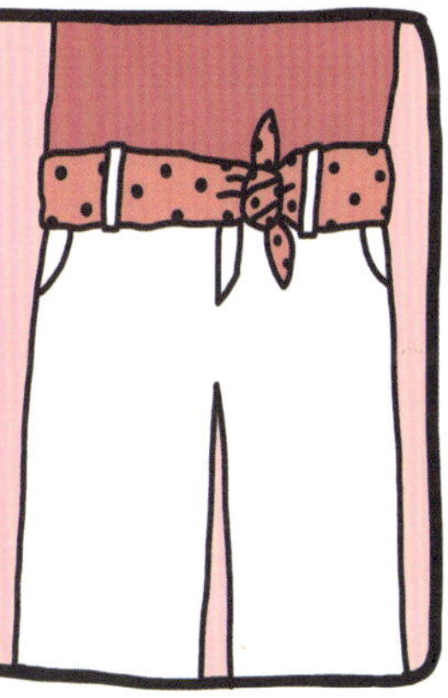

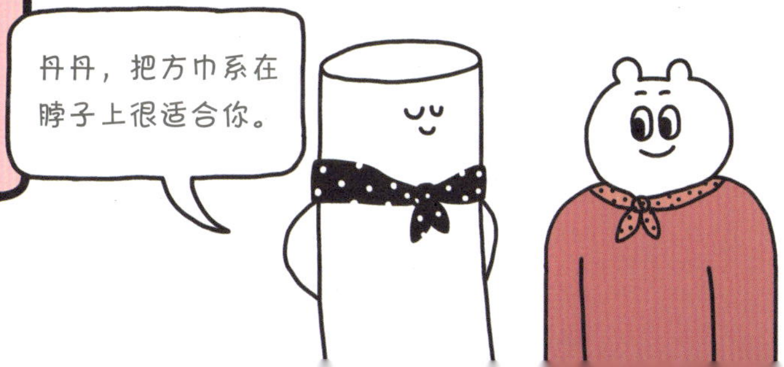
丹丹，把方巾系在脖子上很适合你。

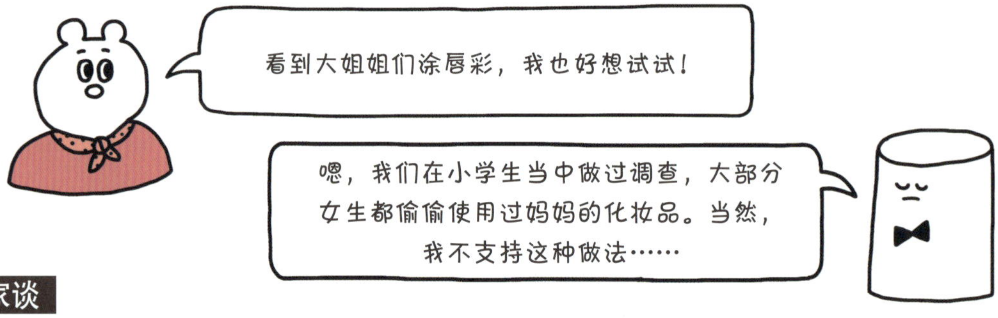


专家谈

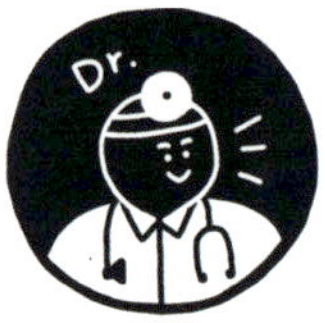
Dr.

## 关于儿童化妆，医生这么说

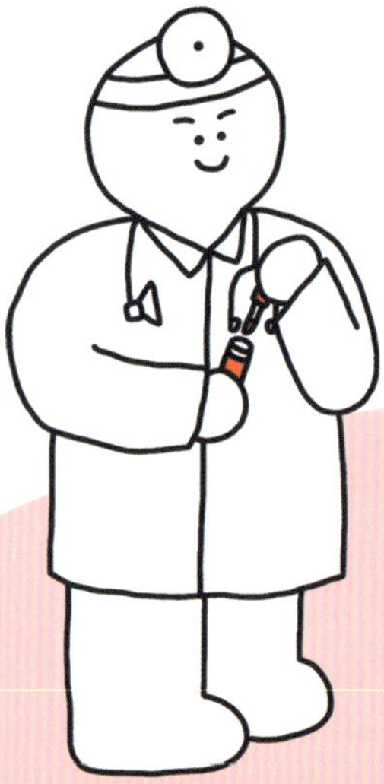

皮肤科医生

### Q 儿童可以涂唇彩吗？

唇彩容易引发接触性皮炎。因此，一定要进行过敏测试。这个测试就是连续3天多次涂少量唇彩来试用，观察一下再擦掉。这样才能确定是否会产生过敏反应。仅在柜台试用一次，无法准确地判断。

### Q 成人就不用测试！这不公平，呜呜——

对。其实成人也应该这么做，但因为成人已经接触过很多种化妆品，所以短暂的测试或只看成分也可以做出判断。儿童的唇部皮肤比成人的脆弱很多，而唇彩又是长时间覆盖于唇部的，因此要格外注意。

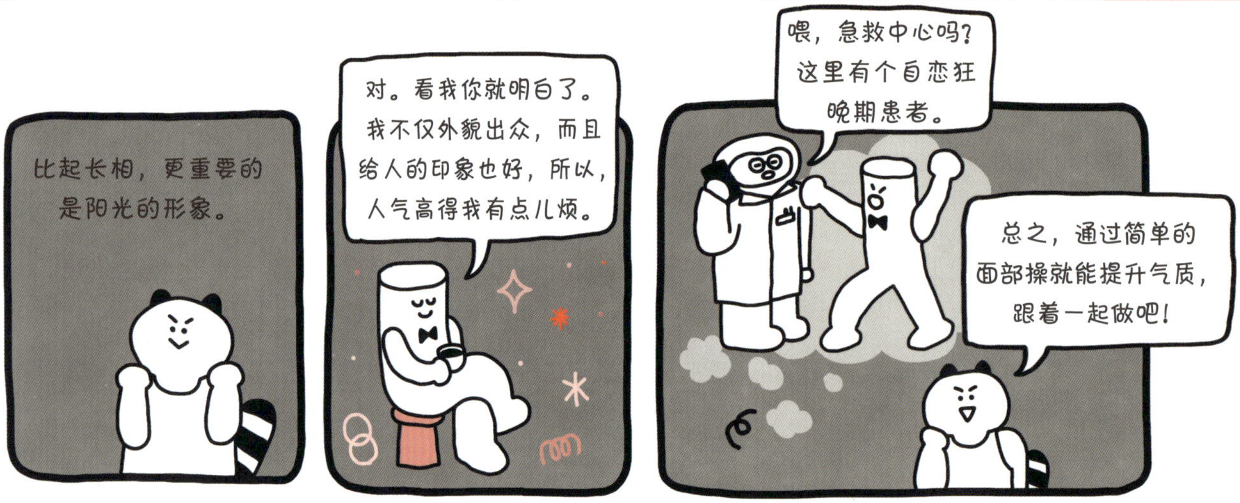
比起长相，更重要的是阳光的形象。
对。看我你就明白了。我不仅外貌出众，而且给人的印象也好，所以，人气高得我有点儿烦。
喂，急救中心吗？这里有个自恋狂晚期患者。
总之，通过简单的面部操就能提升气质，跟着一起做吧！

## 可以提升气质的面部操

面部肌肉同样可以通过运动来塑形。平时多笑一笑，表情会变得丰富生动，人也会变漂亮。

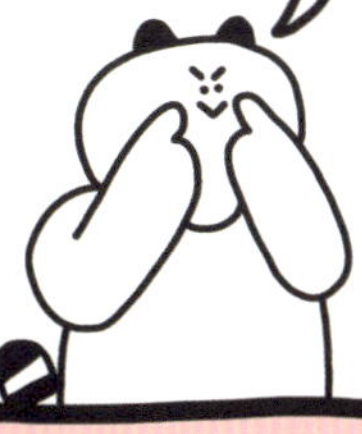

### 先放松一下嘴角的肌肉

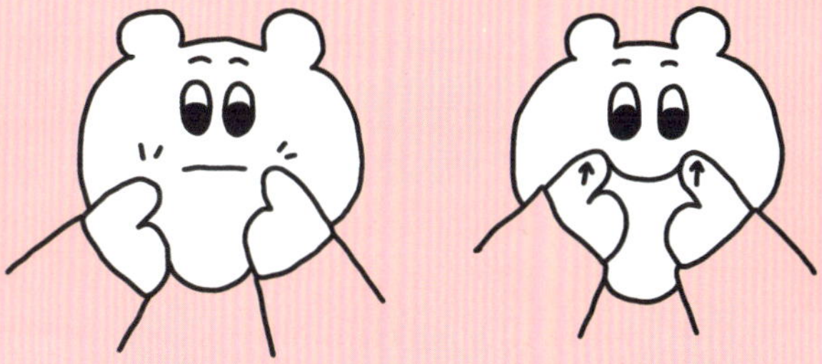

用手指在嘴的四周轻轻按压，使肌肉放松。

一边微笑，一边把嘴角往上推，做拉伸运动。

视力如果变差，给人的印象也会变差。因为总是会为了看清事物而眯眼。

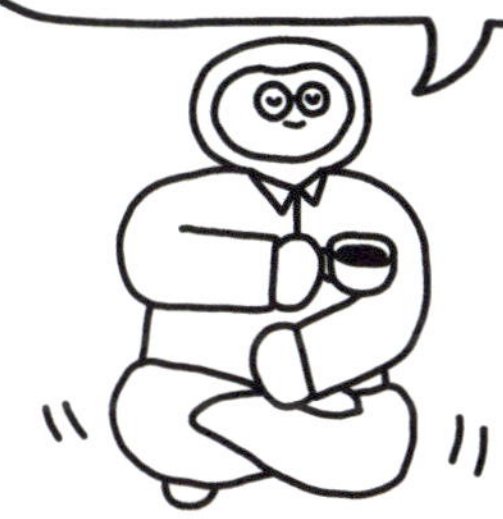

### 打造微笑的嘴角

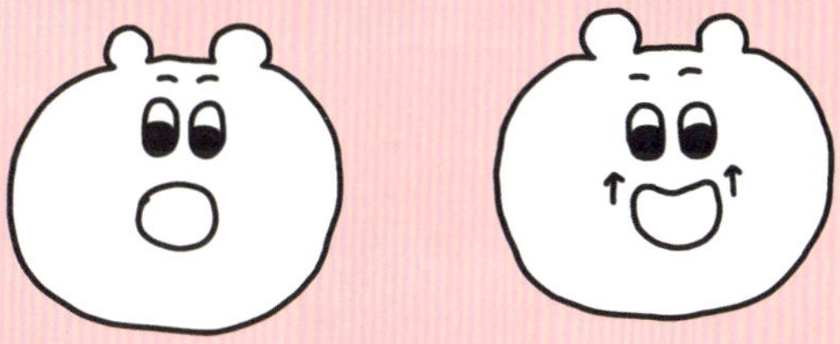

将嘴大大地张开，呈“啊”的口型。

然后嘴角肌肉上扬。多重复几次。

### 舒展眉心纹

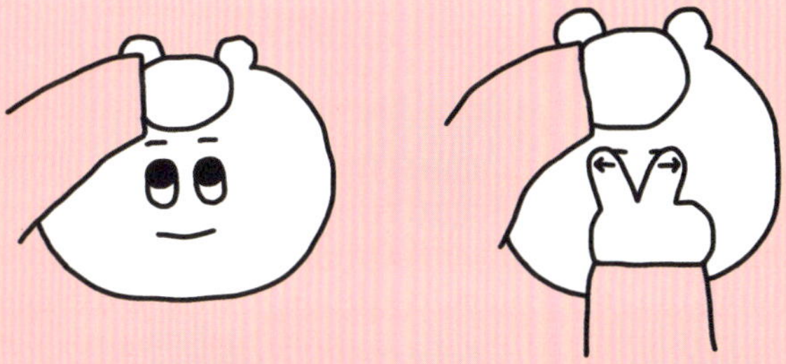

用一只手的四指按住额头，保持额头的皮肤舒展开。

用另一只手的食指和中指轻轻按在眉心上，再缓缓向两边推。

一旦发现视力变差，就要马上告诉家长，及时配戴眼镜。多晒太阳也有助于改善视力。

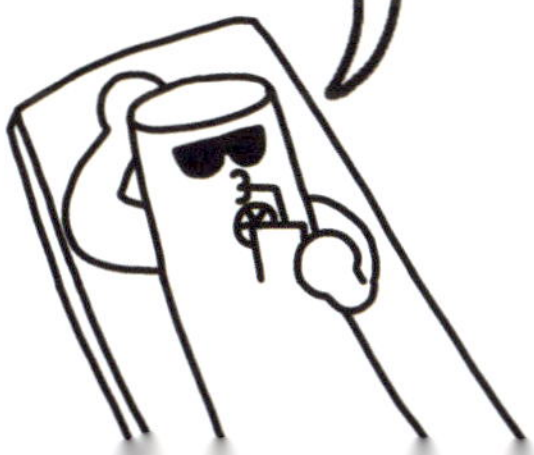

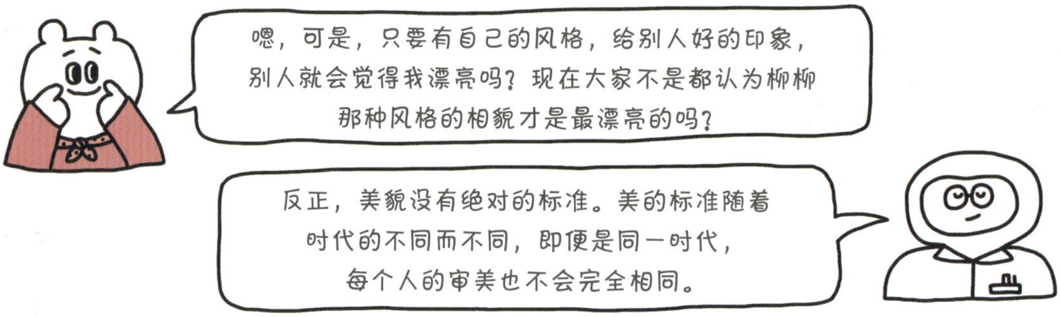
嗯，可是，只要有自己的风格，给别人好的印象，别人就会觉得我漂亮吗？现在大家不是都认为柳柳那种风格的相貌才是最漂亮的吗？
反正，美貌没有绝对的标准。美的标准随着时代的不同而不同，即便是同一时代，每个人的审美也不会完全相同。

## 美貌没有绝对的标准

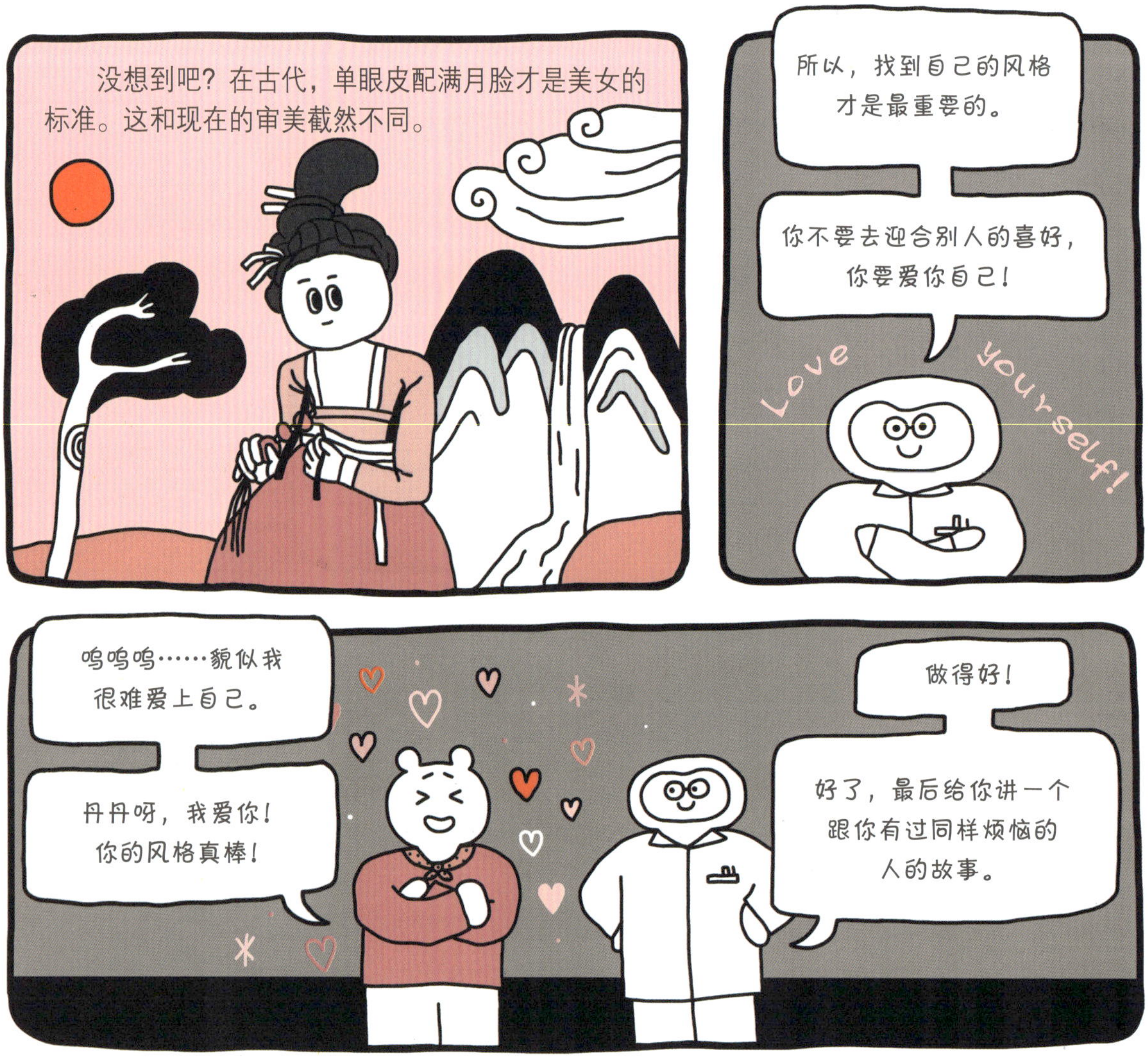
没想到吧？在古代，单眼皮配满月脸才是美女的标准。这和现在的审美截然不同。
所以，找到自己的风格才是最重要的。
你不要去迎合别人的喜好，你要爱你自己！
Love yourself!
呜呜呜……貌似我很难爱上自己。
丹丹呀，我爱你！你的风格真棒！
做得好！
好了，最后给你讲一个跟你有过同样烦恼的人的故事。

## 红头发安妮的染发风波

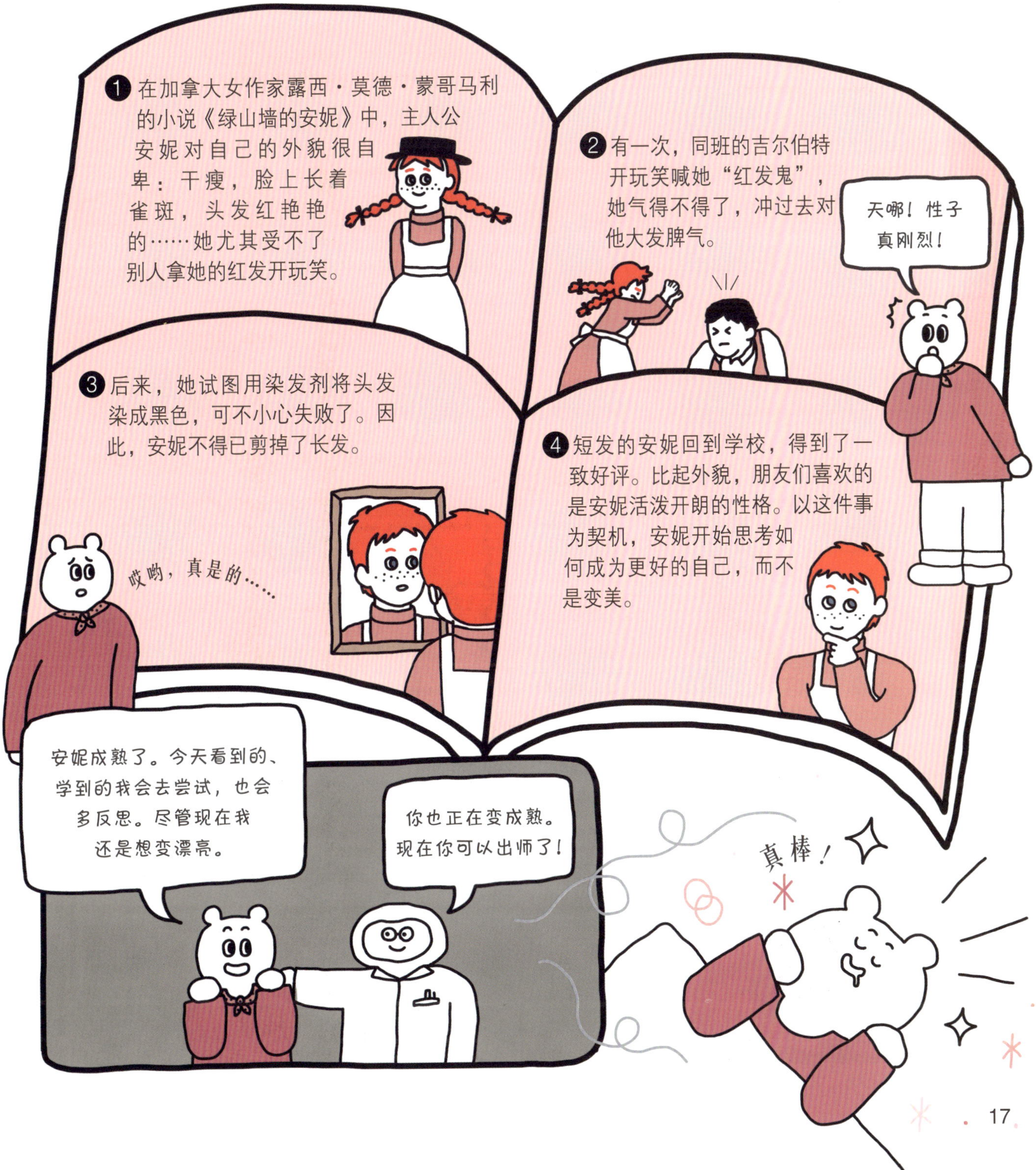

1 在加拿大女作家露西·莫德·蒙哥马利的小说《绿山墙的安妮》中，主人公安妮对自己的外貌很自卑：干瘦，脸上长着雀斑，头发红艳艳的……她尤其受不了别人拿她的红发开玩笑。
2 有一次，同班的吉尔伯特开玩笑喊她“红发鬼”，她气得不得了，冲过去对他大发脾气。
天哪！性子真刚烈！
3 后来，她试图用染发剂将头发染成黑色，可不小心失败了。因此，安妮不得已剪掉了长发。
哎哟，真是的……
4 短发的安妮回到学校，得到了一致好评。比起外貌，朋友们喜欢的是安妮活泼开朗的性格。以这件事为契机，安妮开始思考如何成为更好的自己，而不是变美。
安妮成熟了。今天看到的、学到的我会去尝试，也会多反思。尽管现在我还是想变漂亮。
你也正在变成熟。现在你可以出师了！
真棒！

# 厌烦了总坐在前排

石头日记

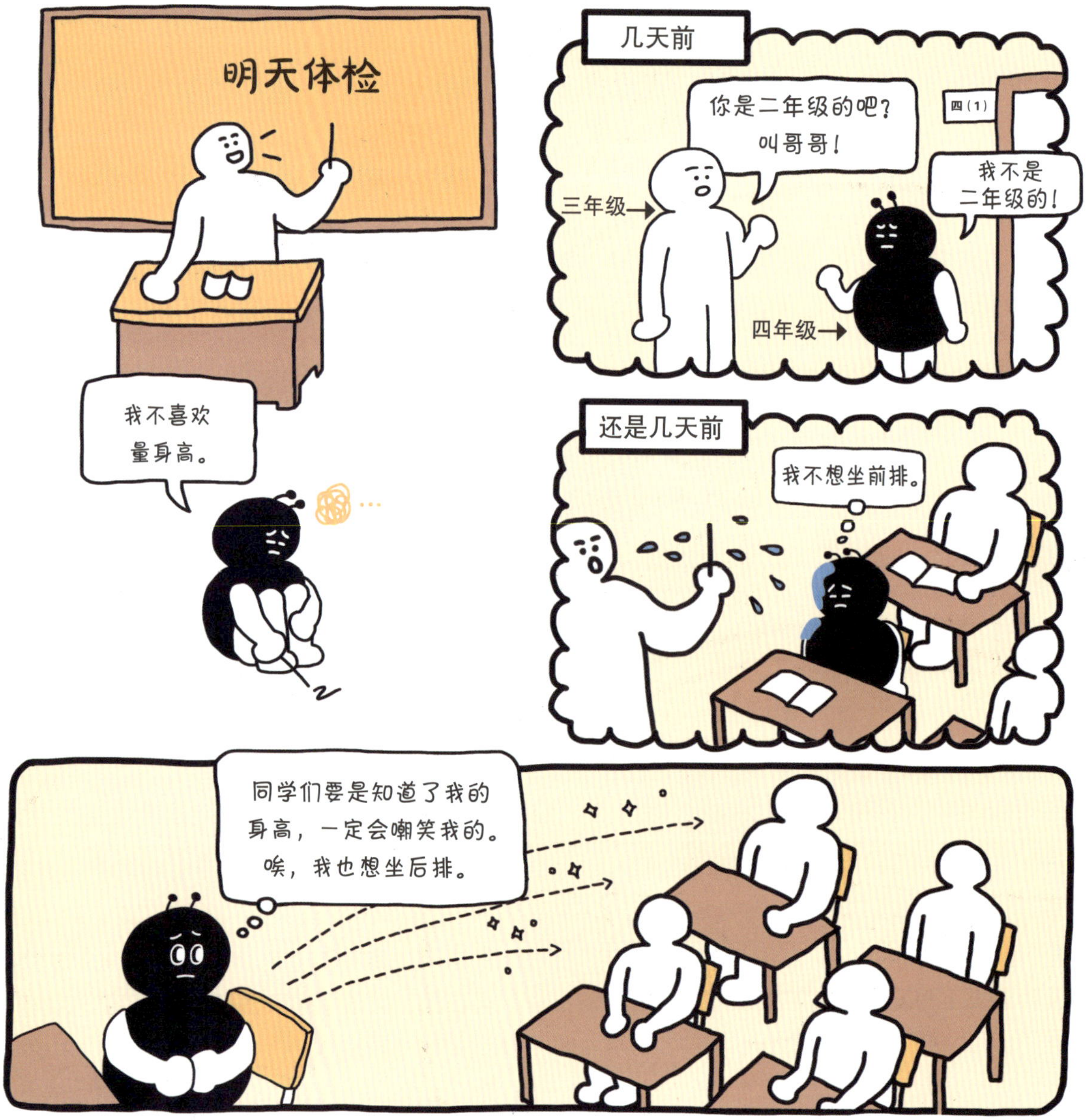
明天体检
我不喜欢量身高。
几天前
你是二年级的吧？叫哥哥！
三年级
四（1）
我不是二年级的！
四年级
还是几天前
我不想坐前排。
同学们要是知道了我的身高，一定会嘲笑我的。唉，我也想坐后排。

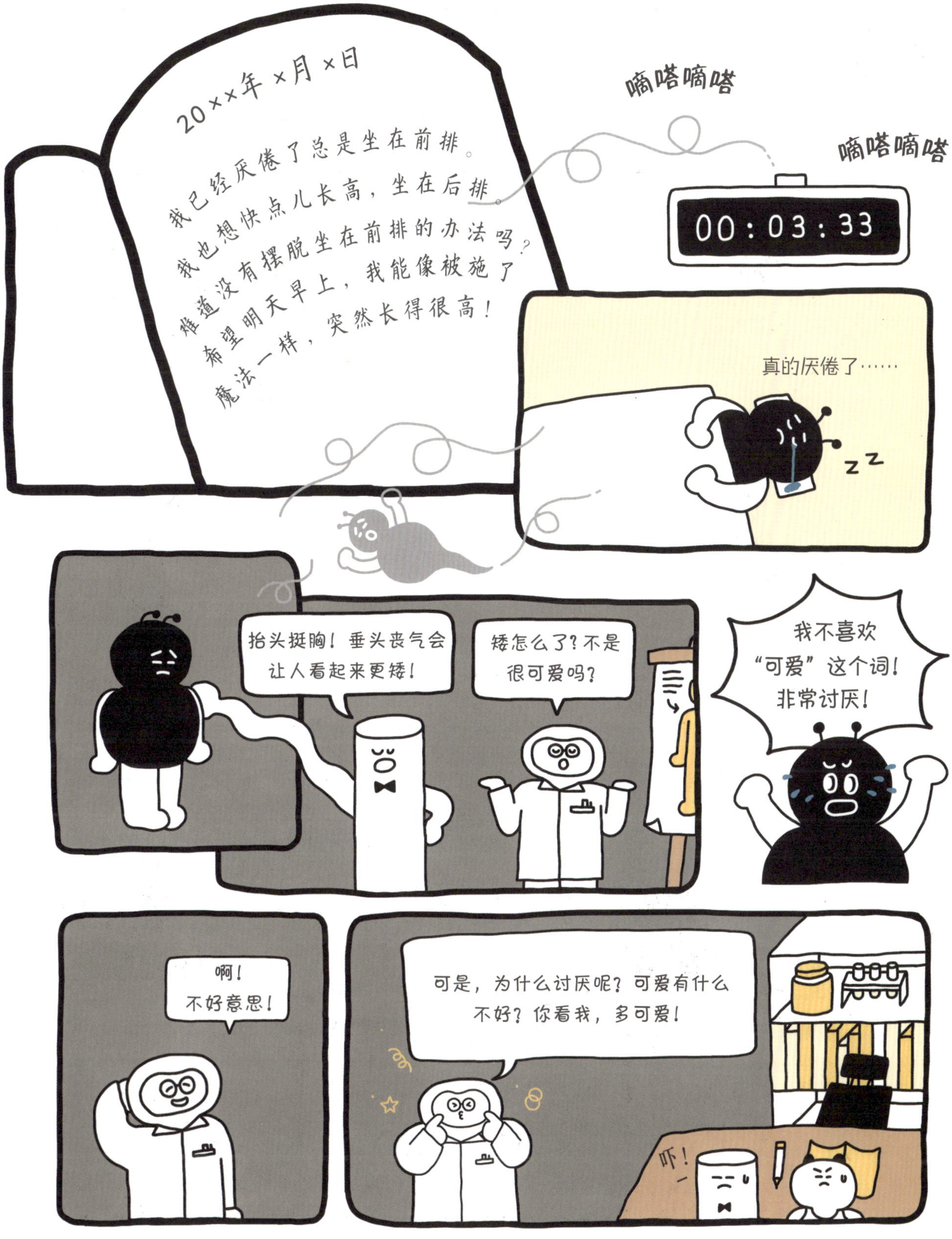
20××年×月×日
我已经厌倦了总是坐在前排。
我也想快点儿长高，坐在后排。
难道没有摆脱坐在前排的办法吗？
希望明天早上，我能像被施了魔法一样，突然长得很高！
嘀嗒嘀嗒
嘀嗒嘀嗒
00:03:33
真的厌倦了……
z z
抬头挺胸！垂头丧气会让人看起来更矮！
矮怎么了？不是很可爱吗？
我不喜欢“可爱”这个词！非常讨厌！
啊！不好意思！
可是，为什么讨厌呢？可爱有什么不好？你看我，多可爱！
吓！

## 矮个子的优势

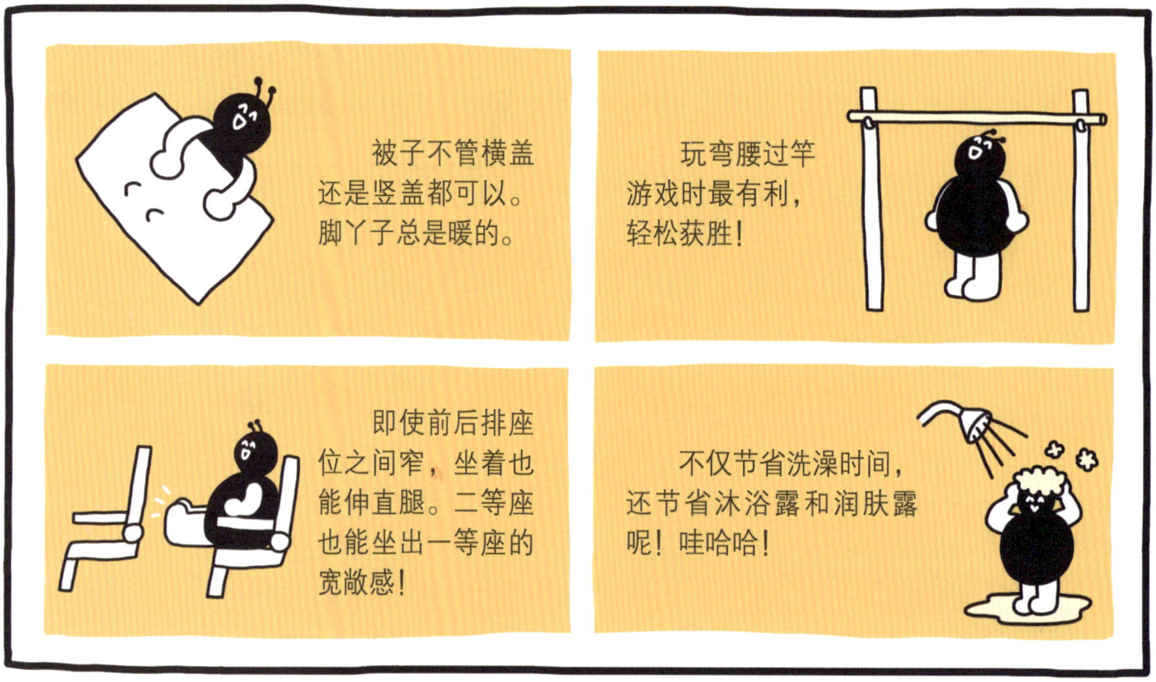
被子不管横盖还是竖盖都可以。脚丫子总是暖的。
玩弯腰过竿游戏时最有利，轻松获胜！
即使前后排座位之间窄，坐着也能伸直腿。二等座也能坐出一等座的宽敞感！
不仅节省洗澡时间，还节省沐浴露和润肤露呢！哇哈哈！

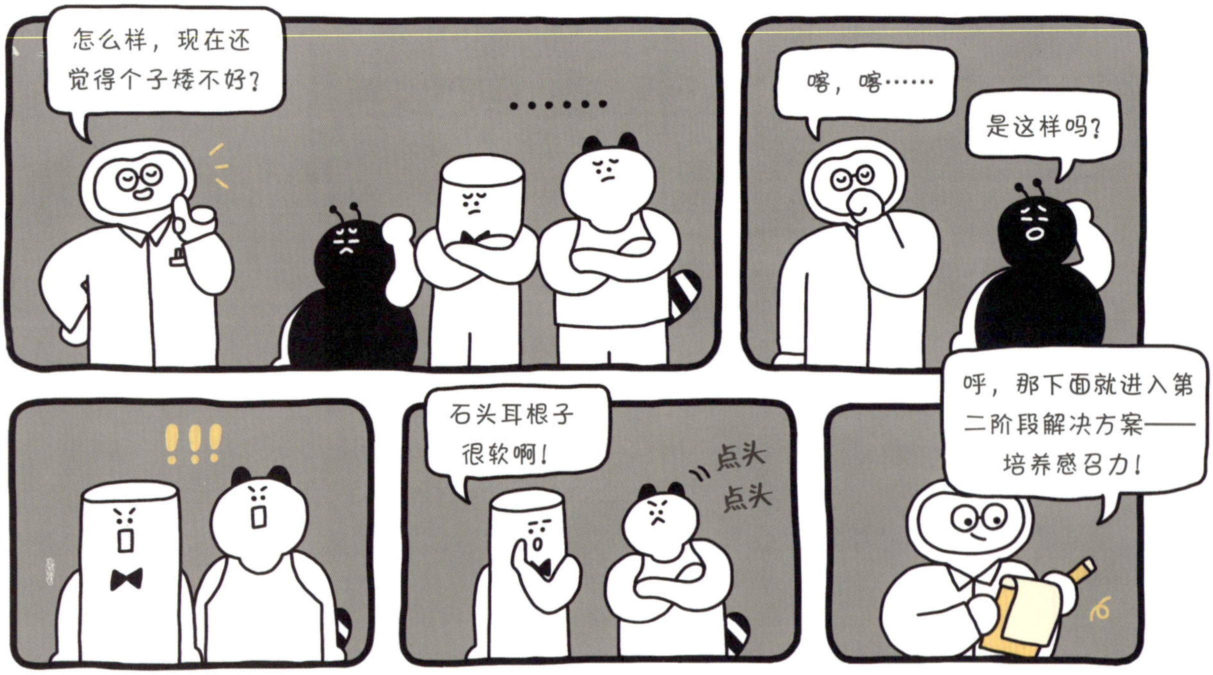
怎么样，现在还觉得个子矮不好？
……
嗯，嗯……
是这样吗？
!!!
石头耳根子很软啊！
点头
点头
呼，那下面就进入第二阶段解决方案——培养感召力！

## 培养感召力，提升存在感

一般一提到感召力，我们就会想到放开嗓子、大声说话的样子。但感召力真正的核心是温柔和气度。内心宽广、善于包容的人，即便个子小，声音不大，存在感也非常强。

### 倾听的技巧

倾听别人说话时要有耐心，这个过程中时不时亲切地喊一声对方的名字能提升感召力。

### 注意目光、表情和语言

说话的时候，眼睛温柔地看着对方可以提升对方对你的信赖感。而微笑是提升亲和力的法宝，若在说话时模仿一下对方的语气，会让亲切感爆棚。

### 姿势也很重要

你知道姿势也分强弱吗？强势的姿势有挺胸、叉腰等，弱势的姿势有蜷缩、低头等。要知道，即使个子小，强势的姿势也能提升气场，记住喽！

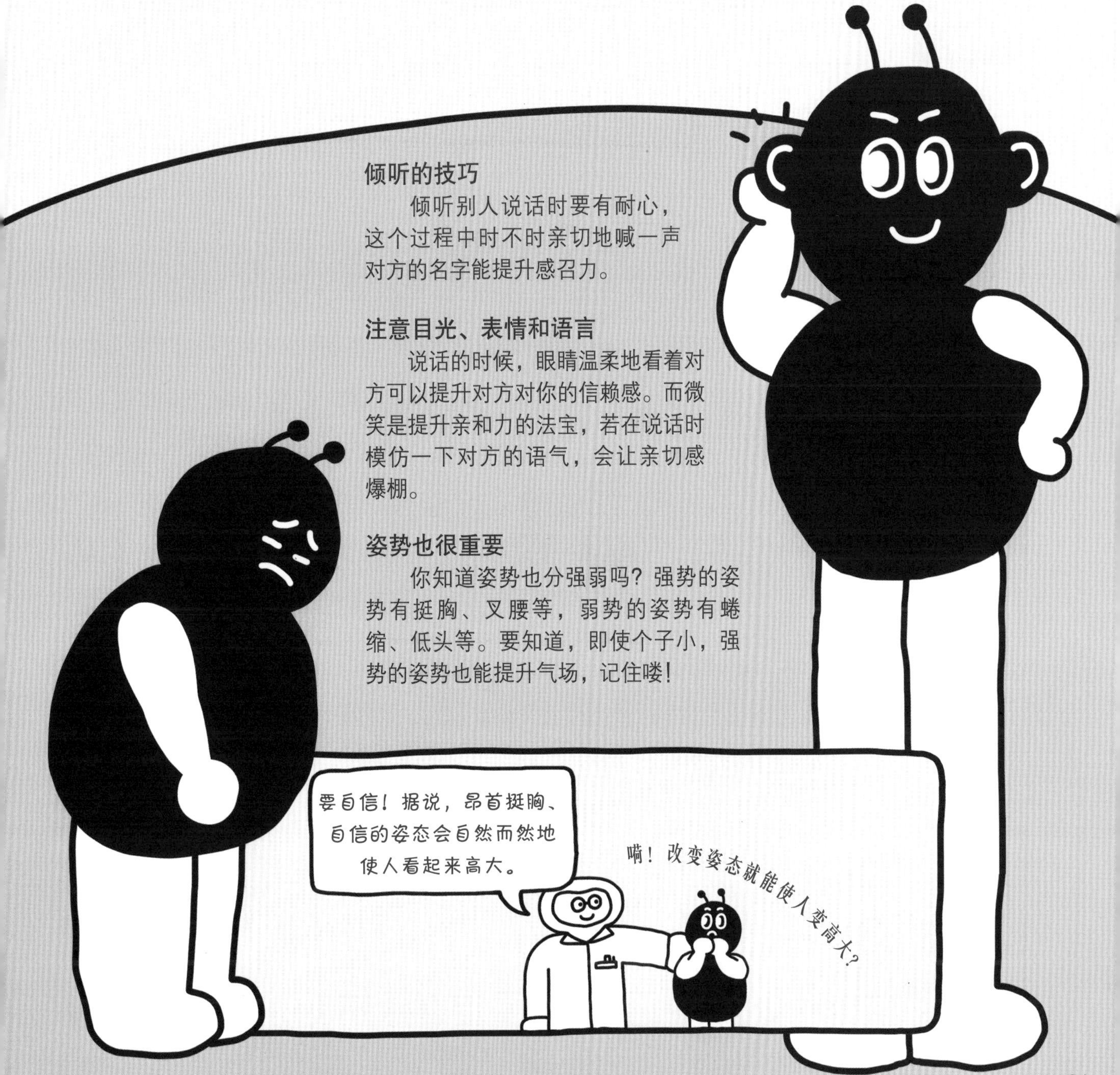

要自信！据说，昂首挺胸、自信的姿态会自然而然地使人看起来高大。
嗬！改变姿态就能使人变高大？

# 预测儿童的成年身高

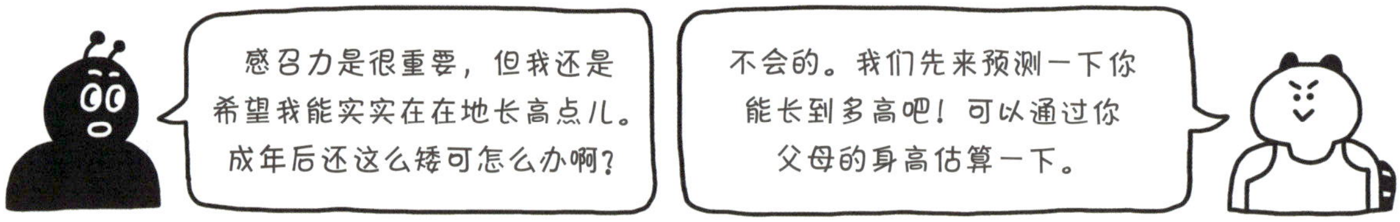

感召力是很重要，但我还是希望我能实实在在地长高点儿。成年后还这么矮可怎么办啊？
不会的。我们先来预测一下你能长到多高吧！可以通过你父母的身高估算一下。


## 如何预测成年身高

把父母的身高相加，然后除以2，得出平均身高。

（爸爸的身高+妈妈的身高）÷ 2

= 　　　　厘米

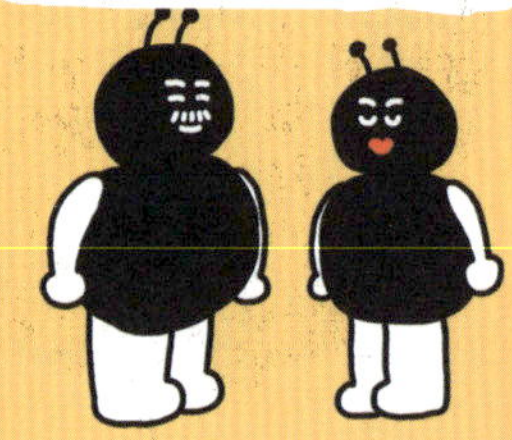

男孩子在父母的平均身高的基础上加6.5，女孩子则减6.5。

父母的平均身高 ± 6.5 cm

= 　　　　厘米

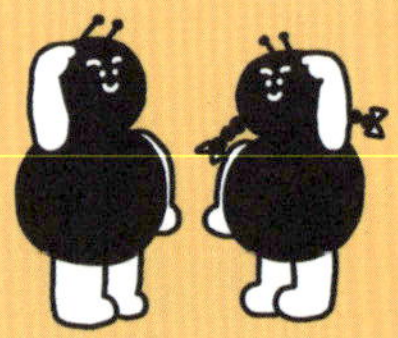

用这个数值分别加减4.5就能得出预测的身高范围。

最小　　　厘米 ~

最大　　　厘米

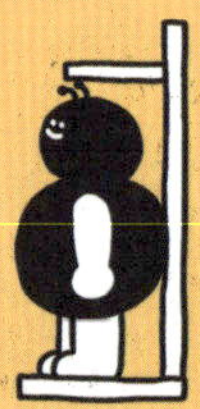

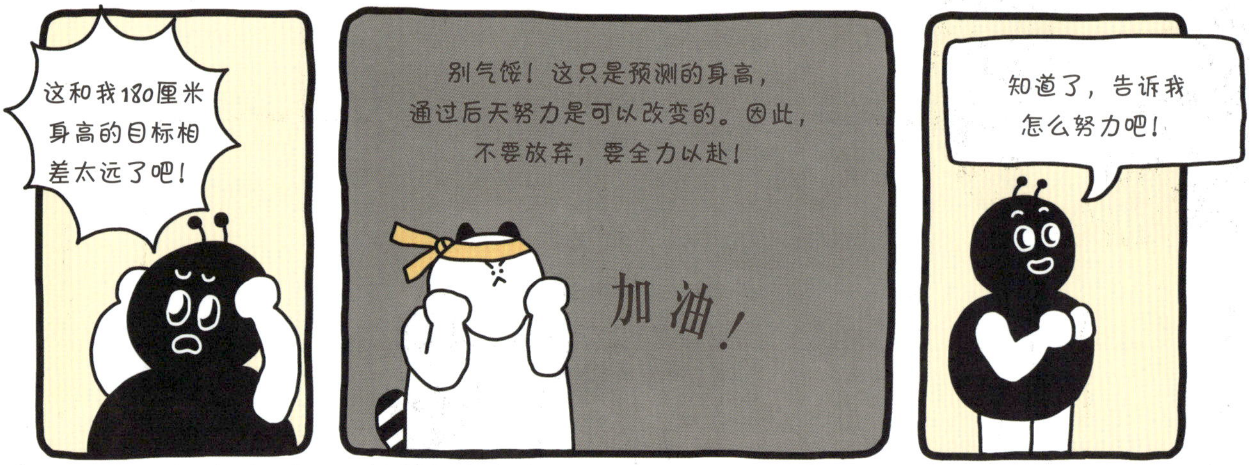

这和我180厘米身高的目标相差太远了吧！
别气馁！这只是预测的身高，通过后天努力是可以改变的。因此，不要放弃，要全力以赴！
加油！
知道了，告诉我怎么努力吧！

## 长高的密钥——生长激素

人的一生中身高快速增长的时期有两个：一是两岁前；二是青春发育期那几年。

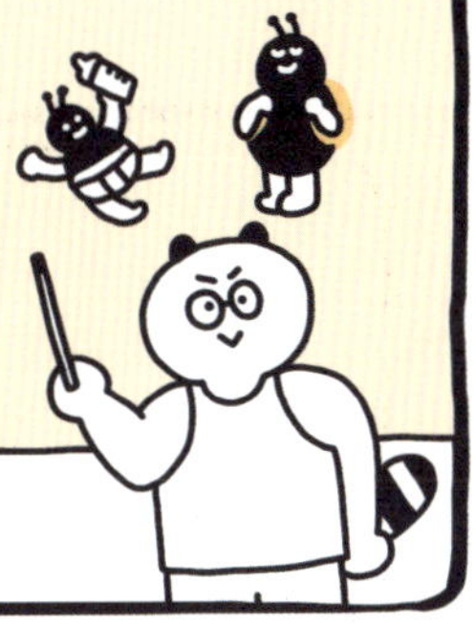

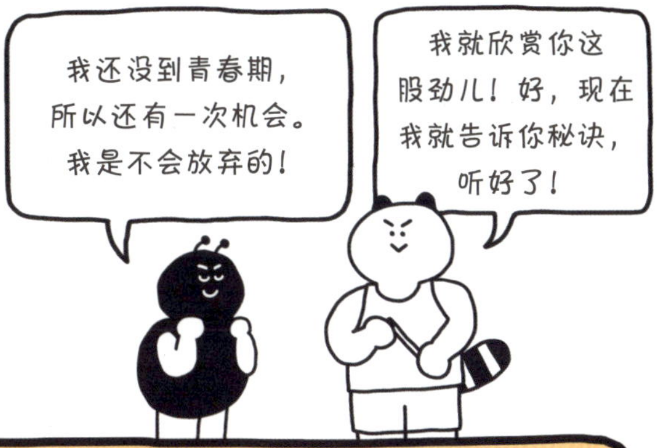
我还没到青春期，所以还有一次机会。我是不会放弃的！
我就欣赏你这股劲儿！好，现在我就告诉你秘诀，听好了！

决定身高最重要的因素是生长激素。生长激素能促进骨骼和软骨的生长，能使脊椎变得牢固。为了使生长激素持续不断地分泌，一定要好好睡觉，好好吃饭，还要坚持运动。

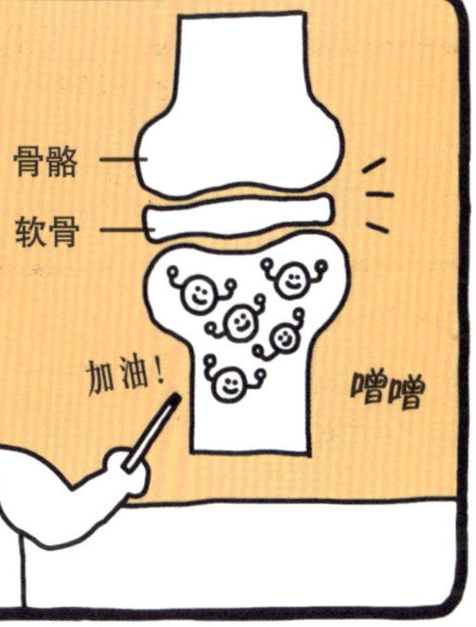


### 睡眠质量比睡眠时长更重要

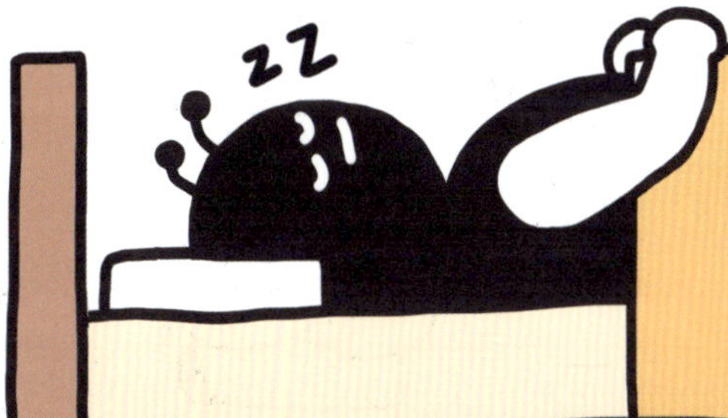
zz

生长激素在晚上11点至凌晨1点分泌最为旺盛，但并不是一到时间就会分泌，还有一个必要条件，那就是深度睡眠。而且作息时间规律的话，生长激素会分泌得更多。

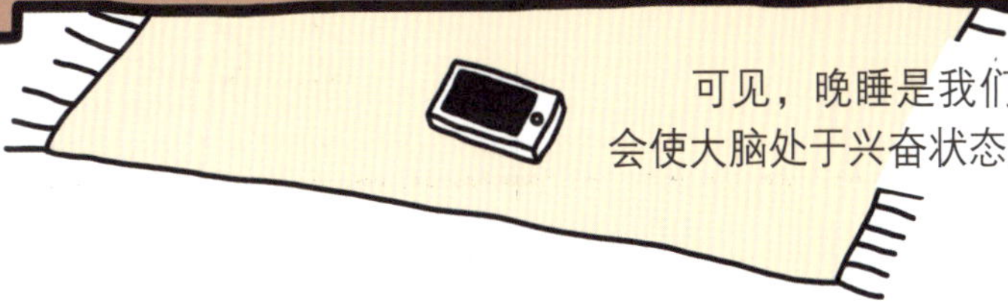

可见，晚睡是我们长高最大的敌人。睡前玩手机，会使大脑处于兴奋状态，不容易入睡。

## 有助于长高的饮食

好了，现在说说饮食和运动吧。浣熊人的长高秘诀！

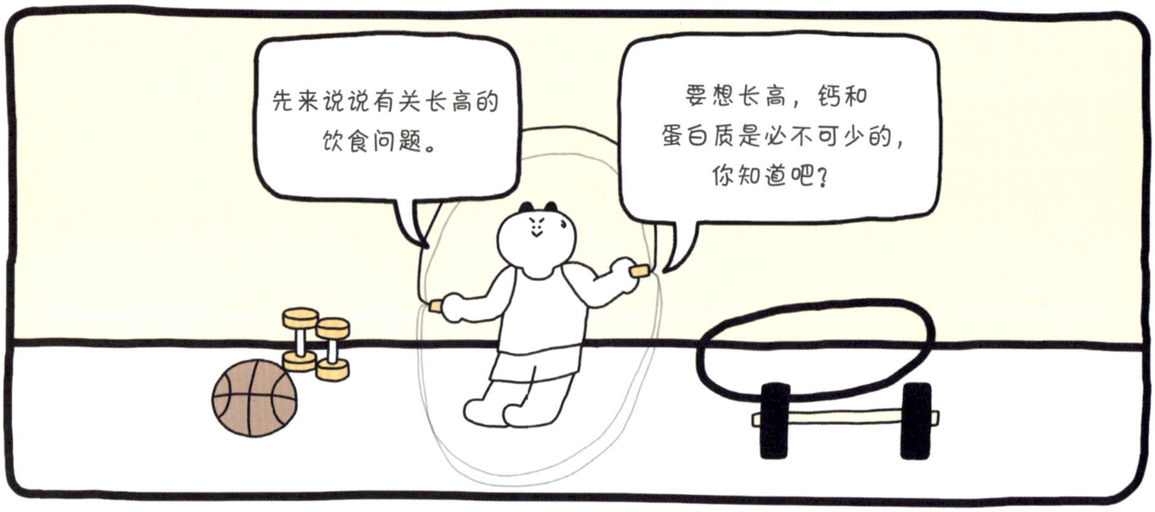
先来说说有关长高的饮食问题。
要想长高，钙和蛋白质是必不可少的，你知道吧？

问题1

以下哪种食物钙的含量最高？请选择。

炒银鱼
汉堡包
饼干、巧克力
方便面

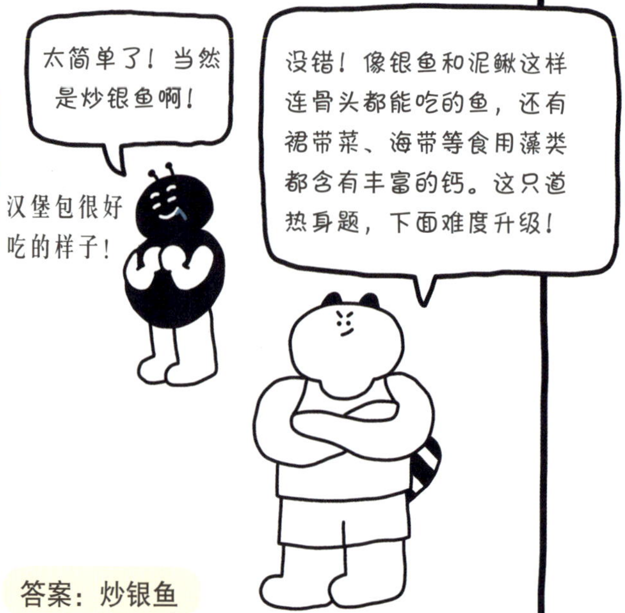
太简单了！当然是炒银鱼啊！
汉堡包很好吃的样子！
没错！像银鱼和泥鳅这样连骨头都能吃的鱼，还有裙带菜、海带等食用藻类都含有丰富的钙。这只道热身题，下面难度升级！

答案：炒银鱼

### 问题2

以下哪种食物与炒银鱼一起吃可以促进钙的吸收？

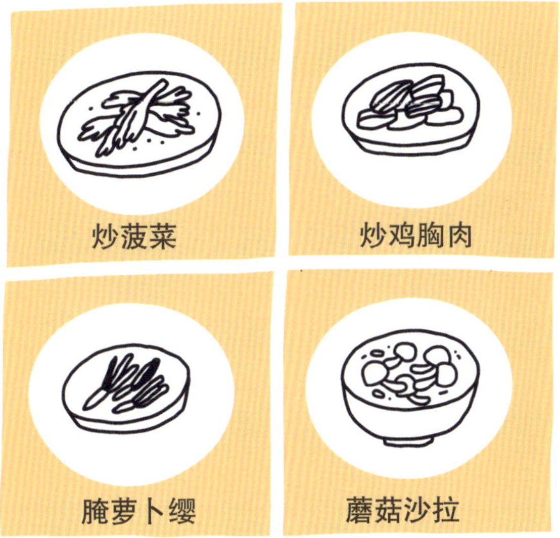


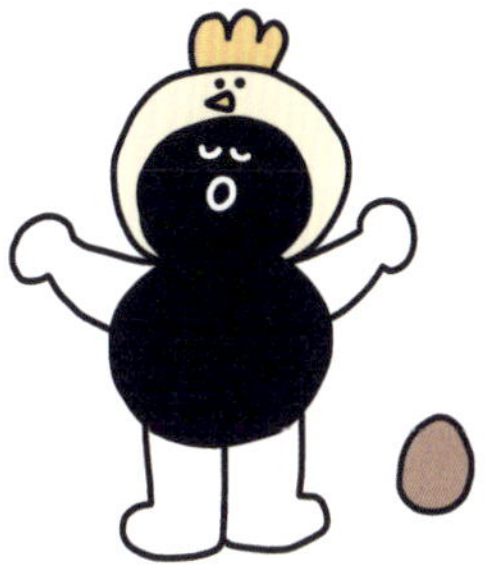

蛋白质是人体重要的构成成分，有助于钙的吸收。所以，吃含钙的食物时，搭配高蛋白食物效果更好，如鸡胸肉。但骨骼生长需要碳水化合物、蛋白质、脂肪、维生素、无机物等多种营养物质，所以要养成均衡的饮食习惯。

答案：炒鸡胸肉

## 有助于长高的运动

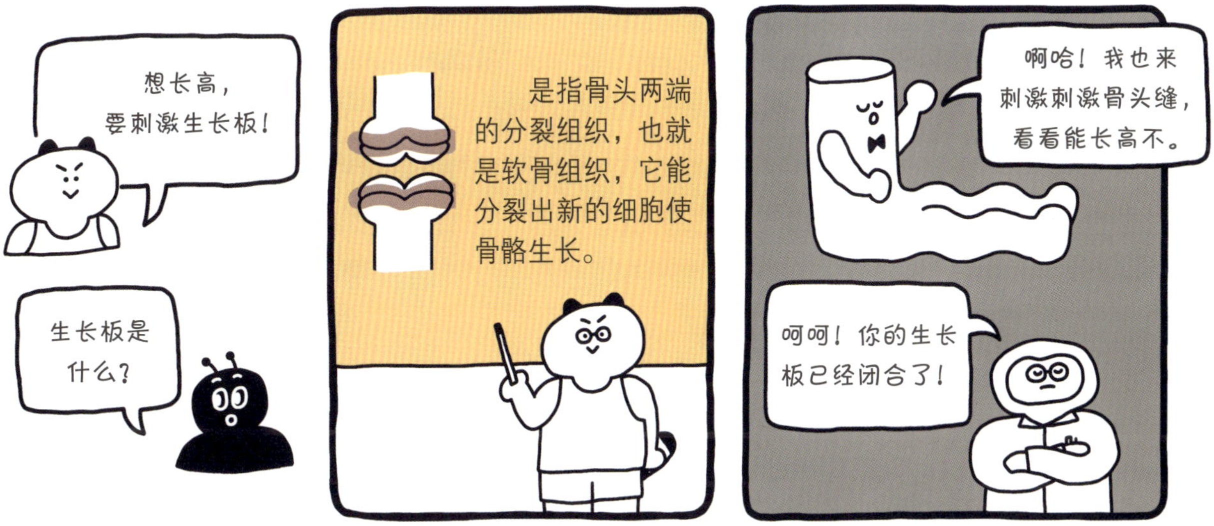

## 问题1

请选择正确的刺激生长板的方法。

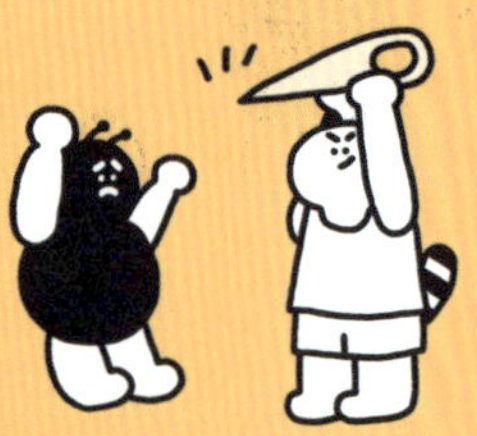

用针扎生长板

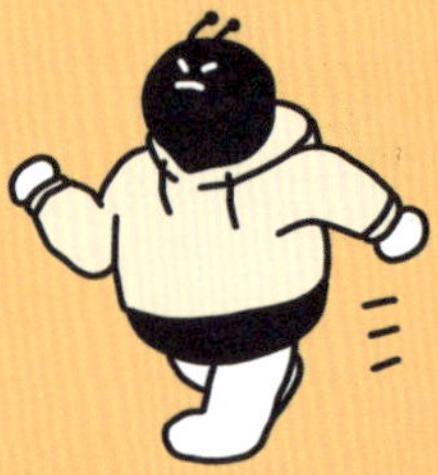

全速奔跑

答案：全速奔跑

嗬！刺激生长板用针？真搞笑！生长板最好是从上到下按压刺激。跑步时自然会形成这种刺激。

## 问题2

以下哪项运动对长高没有帮助？

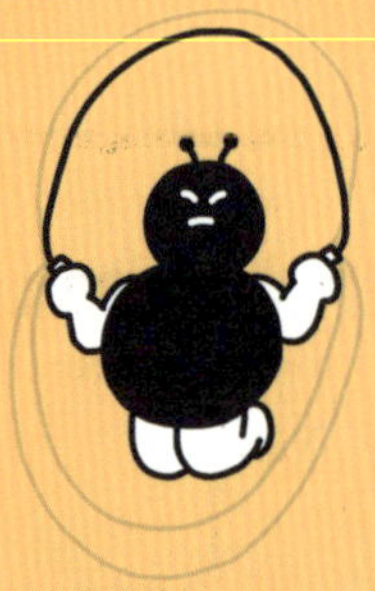

跳绳

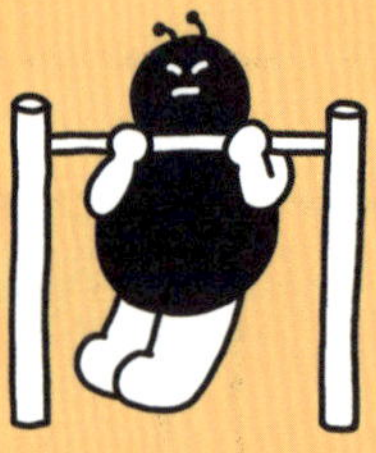

吊单杠

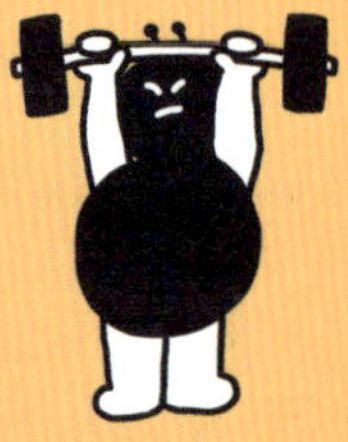

举重

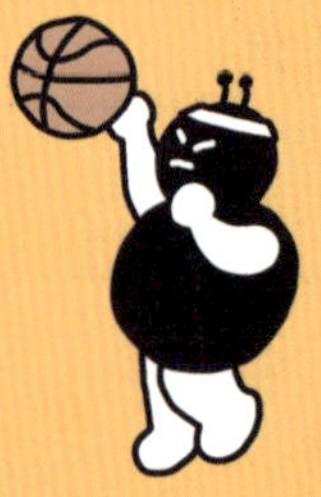

打篮球

答案：举重

举重对长高没有帮助，还是选择跳绳、吊单杠或者打篮球等运动方式吧！

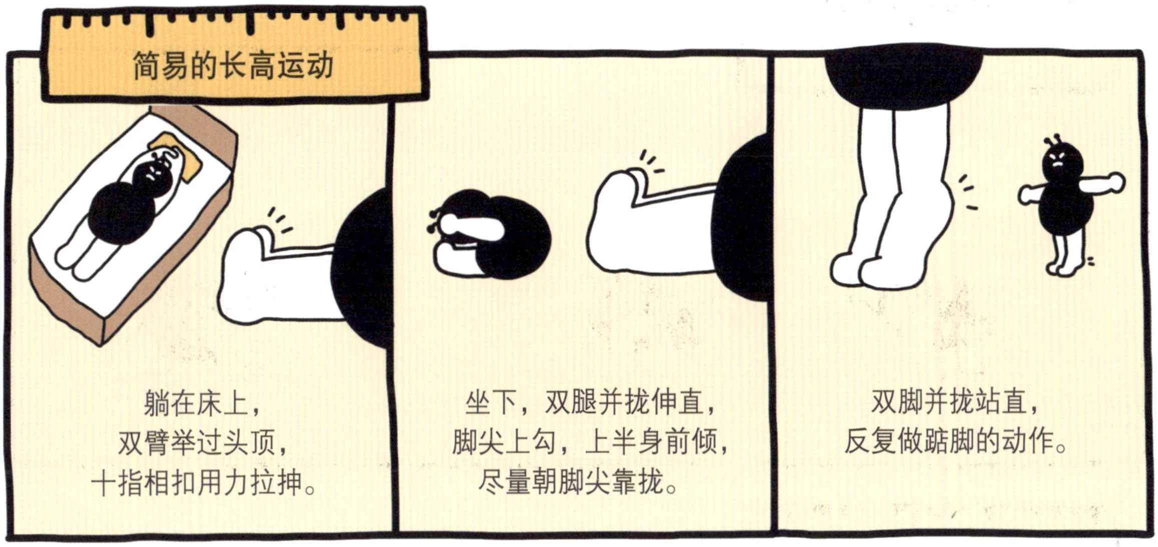


## 怎样在体检前快速“长高”1厘米

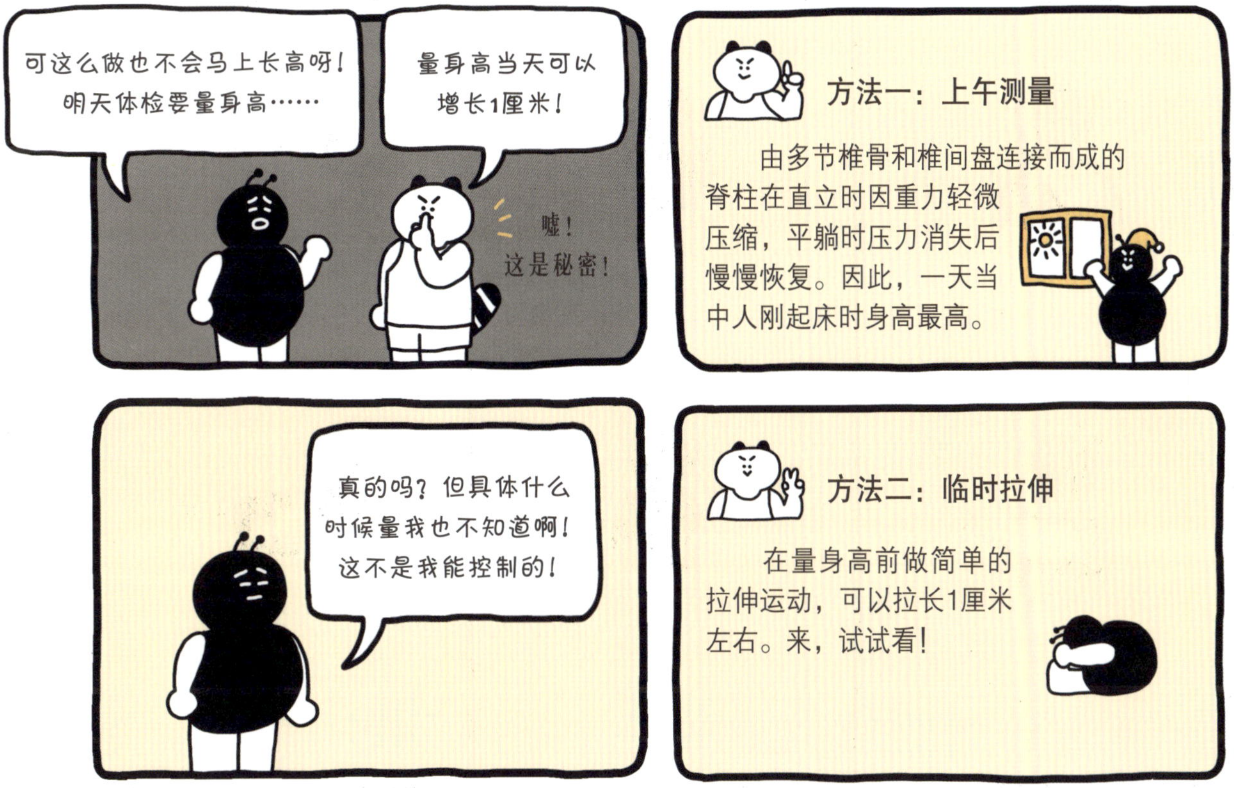
可这么做也不会马上长高呀！明天体检要量身高……
量身高当天可以增长1厘米！
嘘！这是秘密！
方法一：上午测量
由多节椎骨和椎间盘连接而成的脊柱在直立时因重力轻微压缩，平躺时压力消失后慢慢恢复。因此，一天当中人刚起床时身高最高。
真的吗？但具体什么时候量我也不知道啊！这不是我能控制的！
方法二：临时拉伸
在量身高前做简单的拉伸运动，可以拉长1厘米左右。来，试试看！

## 10个俯卧撑

俯卧撑可以锻炼肌肉，拉伸腰和肩膀，促进骨骼生长。若臂力不够，膝盖可以稍微弯曲。

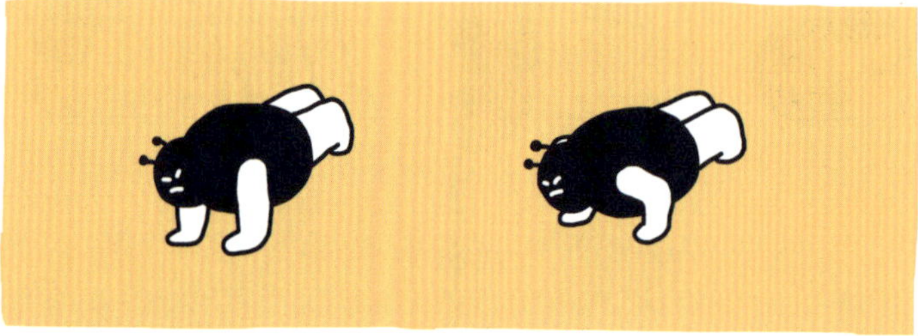

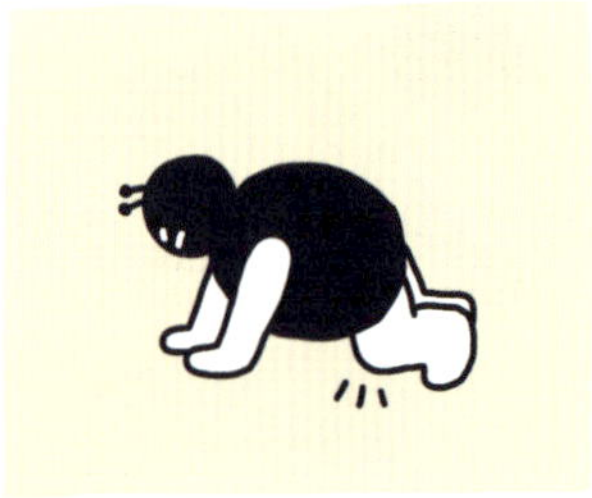

## 纠正“乌龟颈”的伸展运动

做到抬头挺胸也能增高1厘米。

### 毛巾运动

把毛巾搭在脖子上，双手抓住毛巾两端。

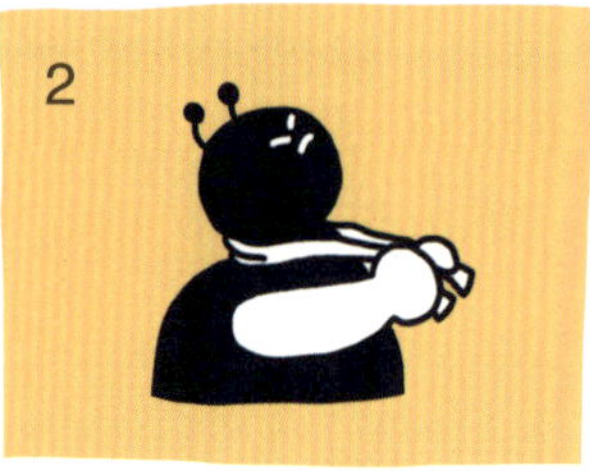

双手向前拉，脖子往后仰，坚持5～10秒，反复做5次。

### 耸肩运动

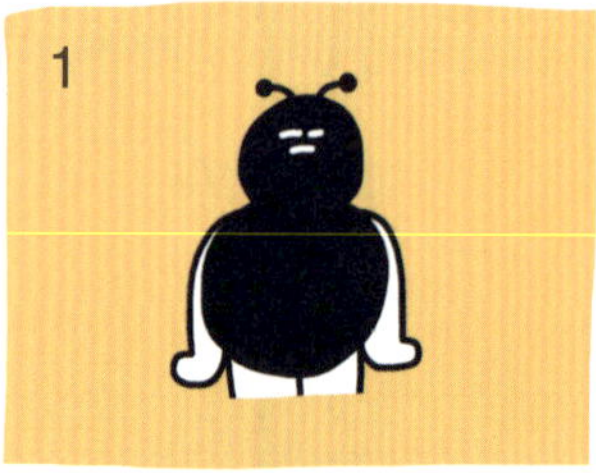

双臂自然下垂，手背上翘。

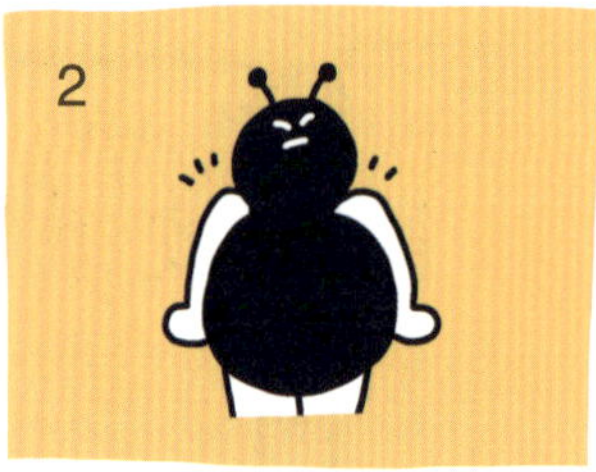

双肩尽最大力气耸起，坚持5秒后迅速放下，反复做5次。

### 趴着抬头

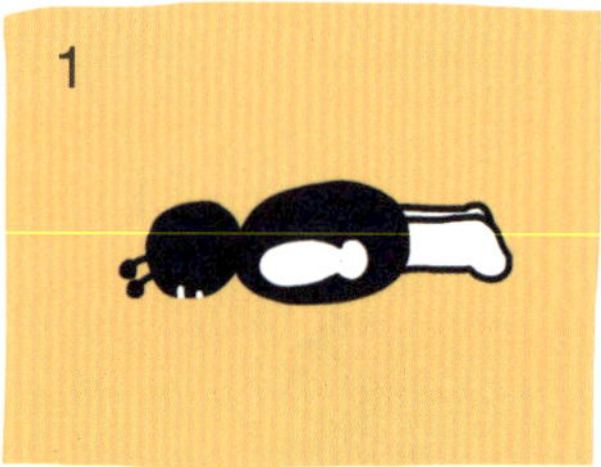

将脸、双臂、胸部紧贴地面趴好。

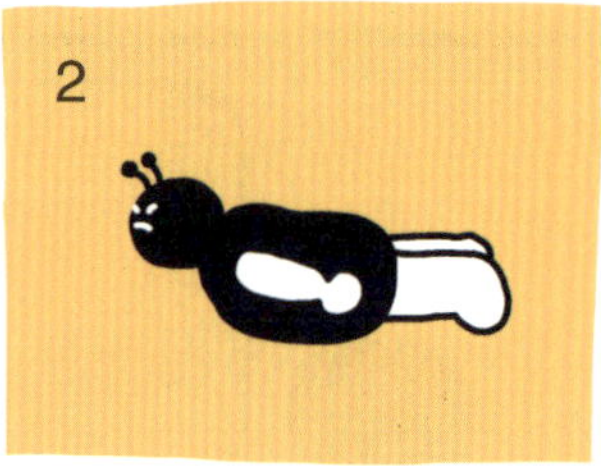

仰头，放平，再仰起……反复做5次。

## 体现小个子品位的穿搭法

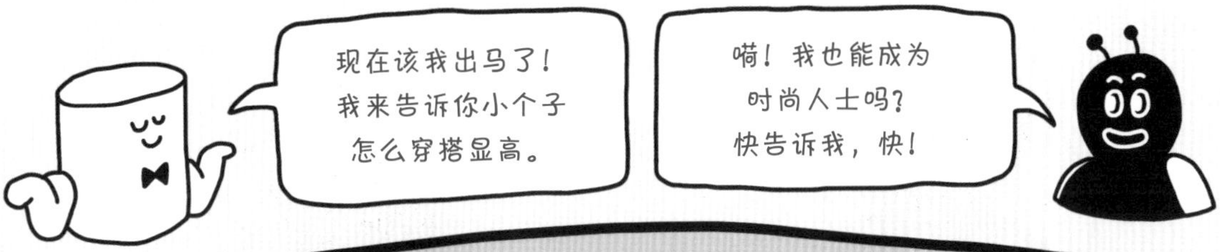
现在该我出马了！
我来告诉你小个子
怎么穿搭显高。
嗬！我也能成为
时尚人士吗？
快告诉我，快！

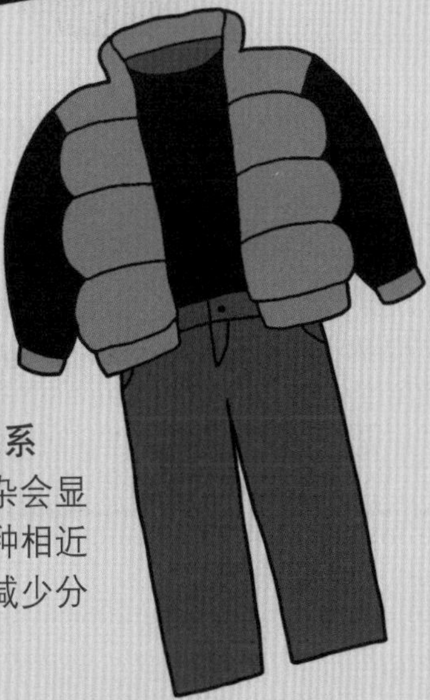

**全身尽量穿相近色系**

穿的颜色太复杂会显得个子矮。用两三种相近的色系穿搭，尽量减少分隔的感觉。

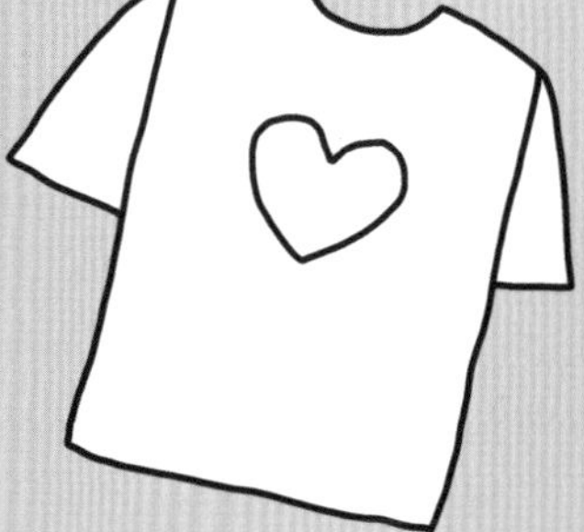

**亮色一定要穿在上身**

上装穿亮色，可将别人的视线吸引至上半身，达到视觉增高的效果；相反，如果下装穿亮色，别人的视线被吸引到下半身，视觉上就显矮了。

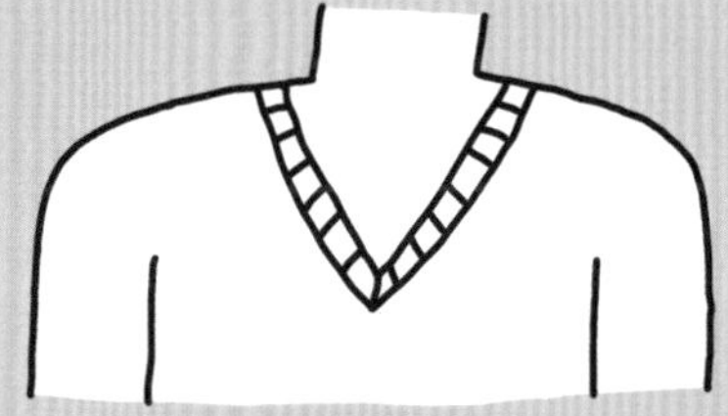

**以V领为亮点**

为使别人的视线停留在上半身，不妨用V领衣服来点缀。

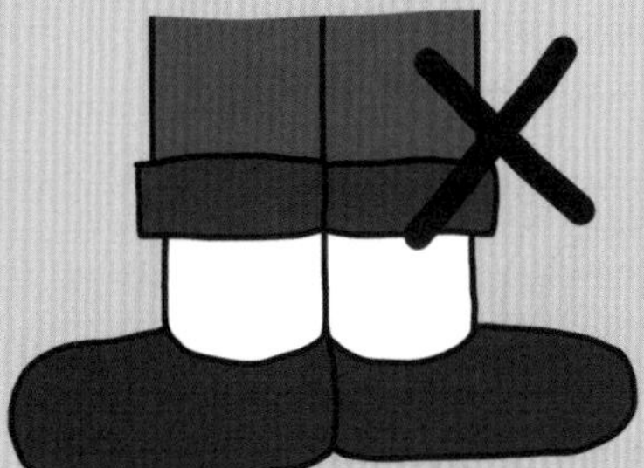

**对卷起裤腿露脚踝说不**

露出脚踝会使腿部和脚部产生视觉分割，不适合小个子。搭配鞋子也需注意，尽量选择与裤子同色系的，这样会让腿显长。

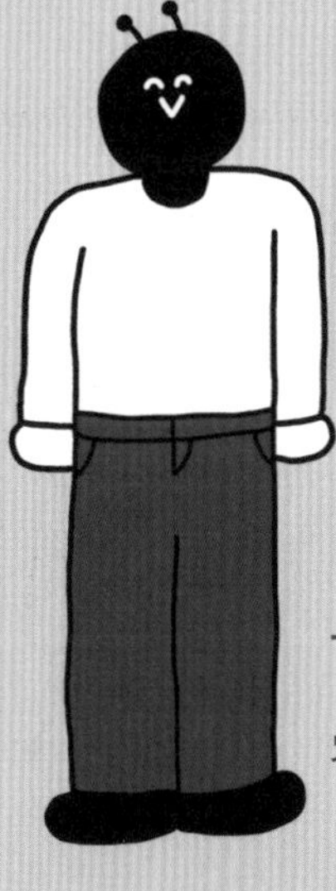

**上衣不宜过长**

如果上衣的长度过长，就很容易显得腿短。

## 小个子可以尝试的点缀

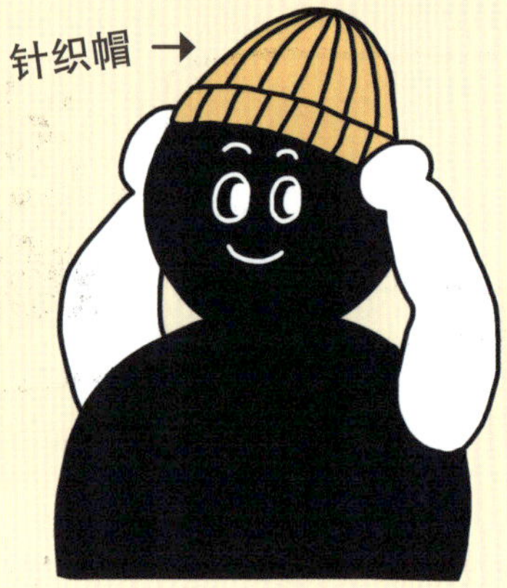

针织帽


推荐戴一顶亮眼的针织帽。这样能吸引别人的视线上移，从而显高。如果头发很长，可以把马尾扎得很高或者绑个高高的丸子头。

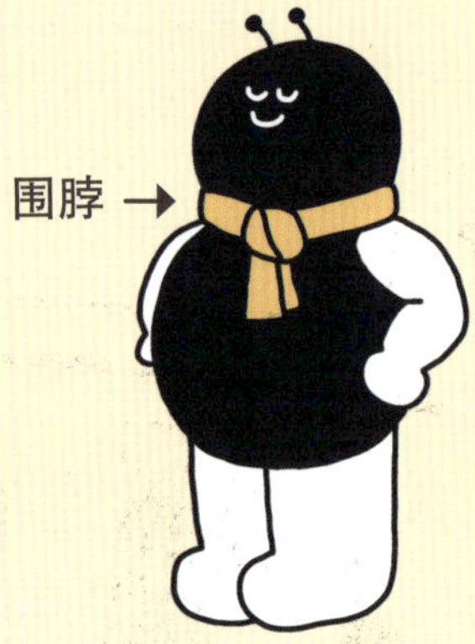

围脖


秋冬季节，系上温暖又帅气的围巾吧！但要注意一点，如果围巾耷拉得太长，反而显矮。把围巾系得短短的，会让别人的目光集中在你的面部。

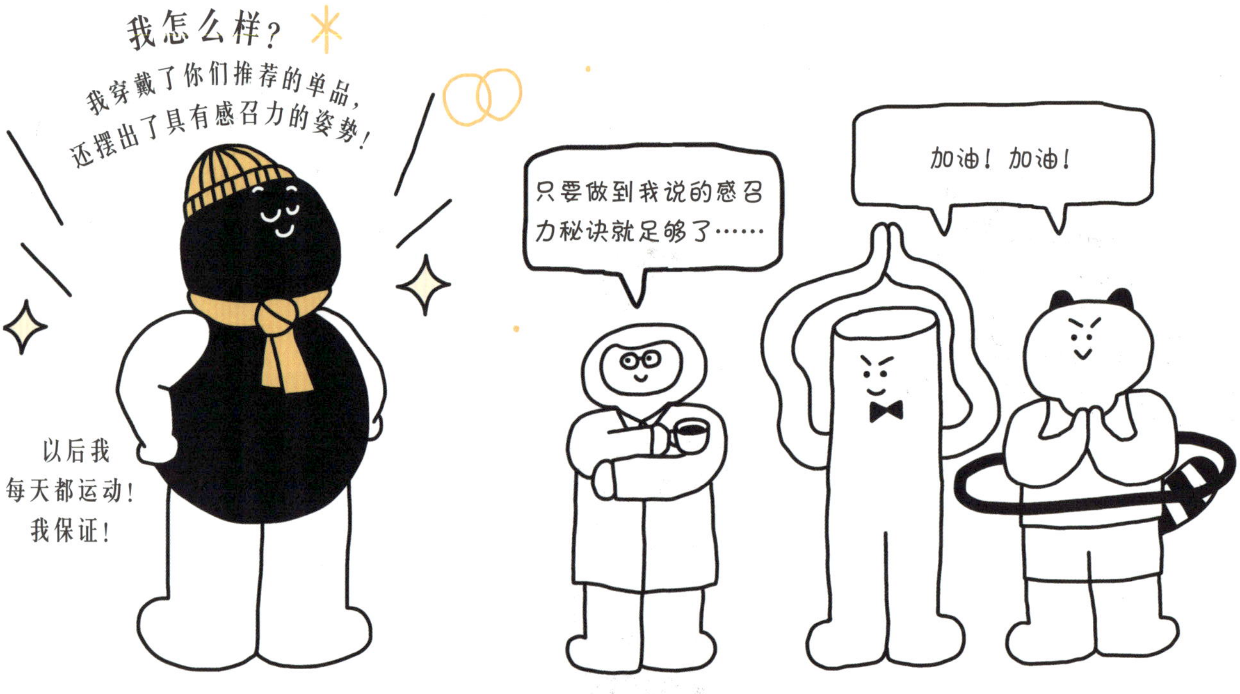

我怎么样？
我穿戴了你们推荐的单品，还摆出了具有感召力的姿势！
以后我每天都运动！我保证！
只要做到我说的感召力秘诀就足够了……
加油！加油！

# 想变瘦变高的心情

浩浩的日记

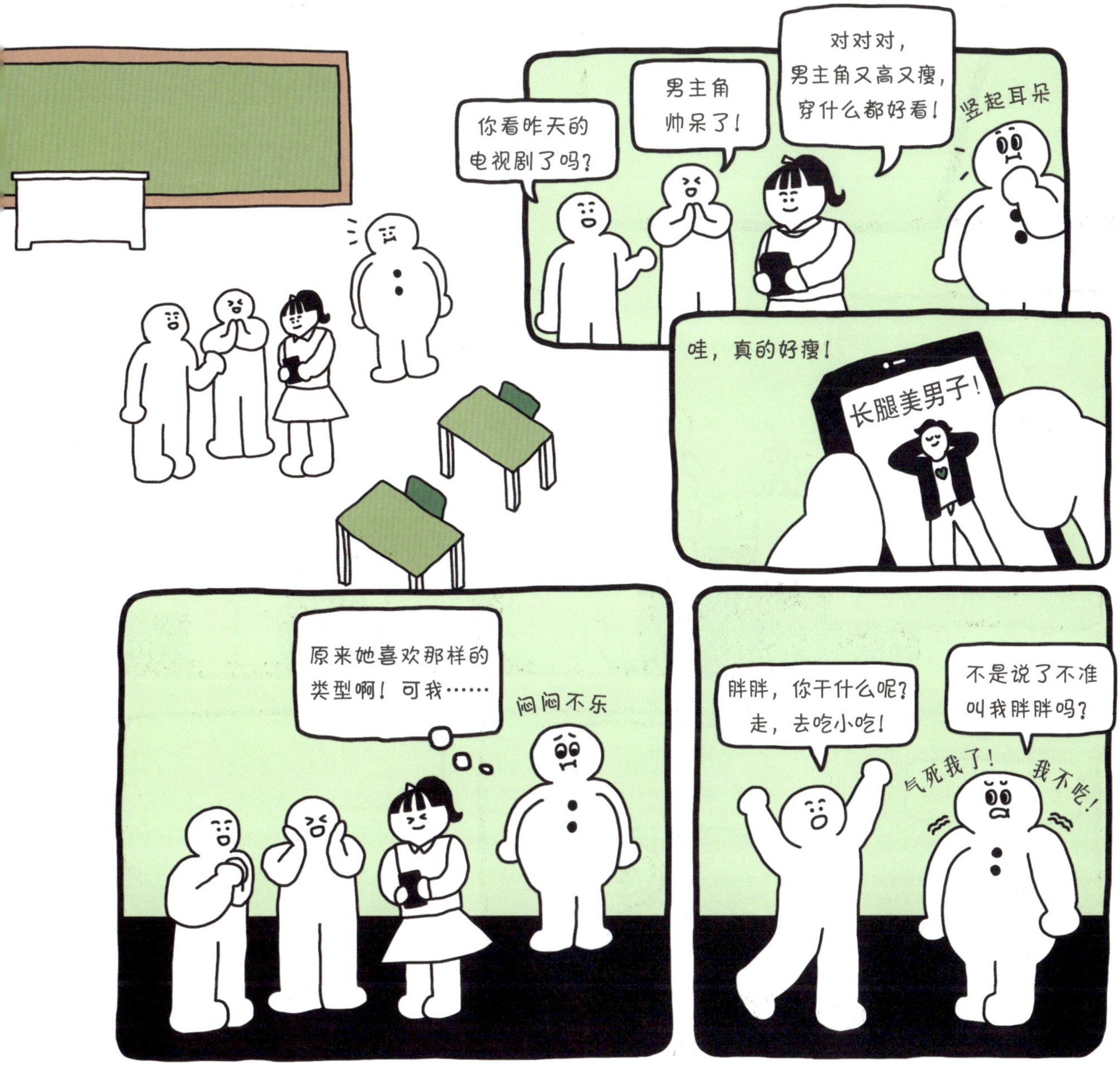

你看昨天的电视剧了吗？
男主角帅呆了！
对对对，男主角又高又瘦，穿什么都好看！
竖起耳朵
哇，真的好瘦！
长腿美男子！
原来她喜欢那样的类型啊！可我……
闷闷不乐
胖胖，你干什么呢？走，去吃小吃！
不是说了不准叫我胖胖吗？
气死我了！
我不吃！

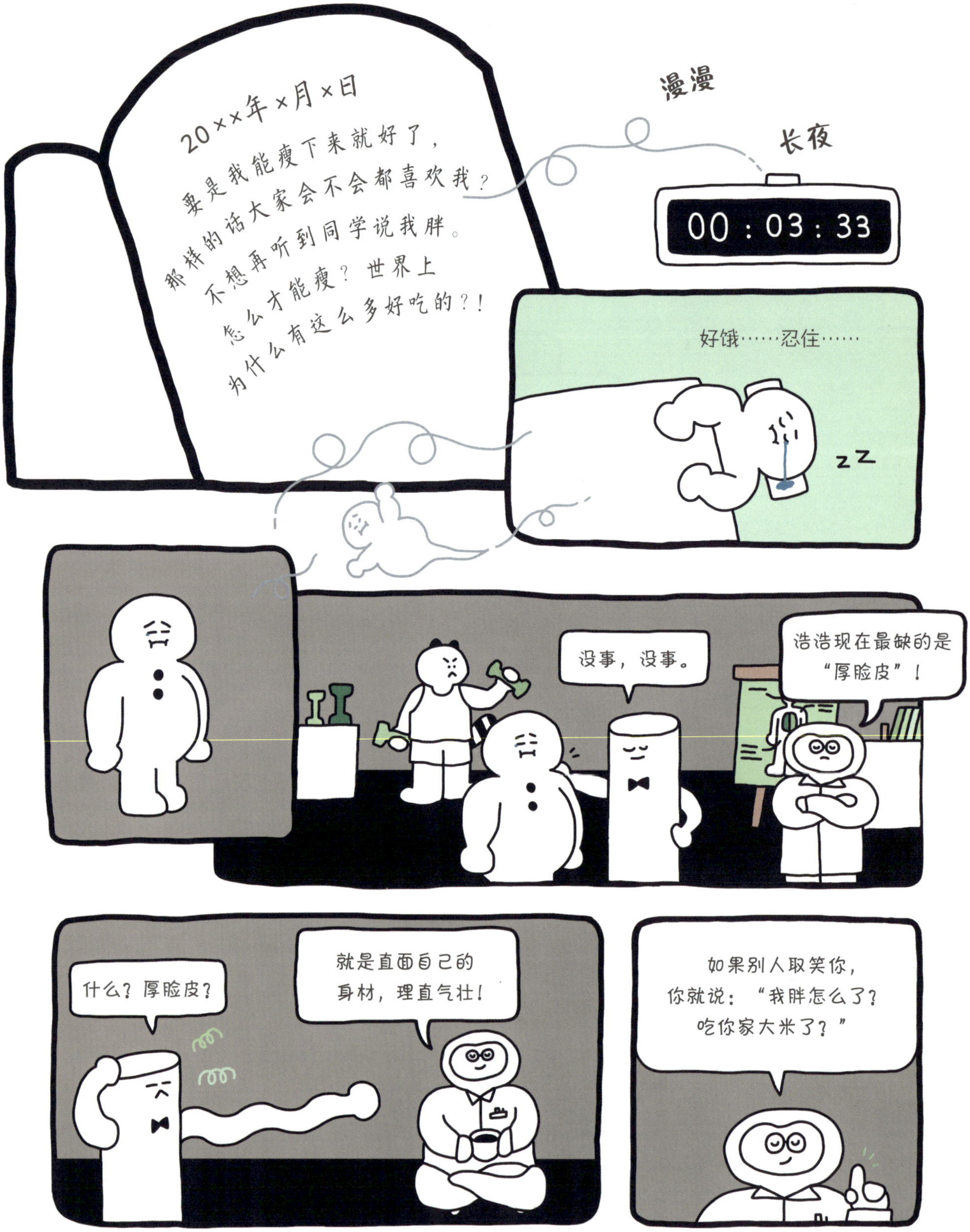

20××年×月×日
要是我能瘦下来就好了，
那样的话大家会不会都喜欢我？
不想再听到同学说我胖。
怎么才能瘦？世界上
为什么有这么多好吃的？！
漫漫
长夜
00：03：33
好饿……忍住……
zz
没事，没事。
浩浩现在最缺的是
“厚脸皮”！
什么？厚脸皮？
就是直面自己的
身材，理直气壮！
如果别人取笑你，
你就说：“我胖怎么了？
吃你家大米了？”

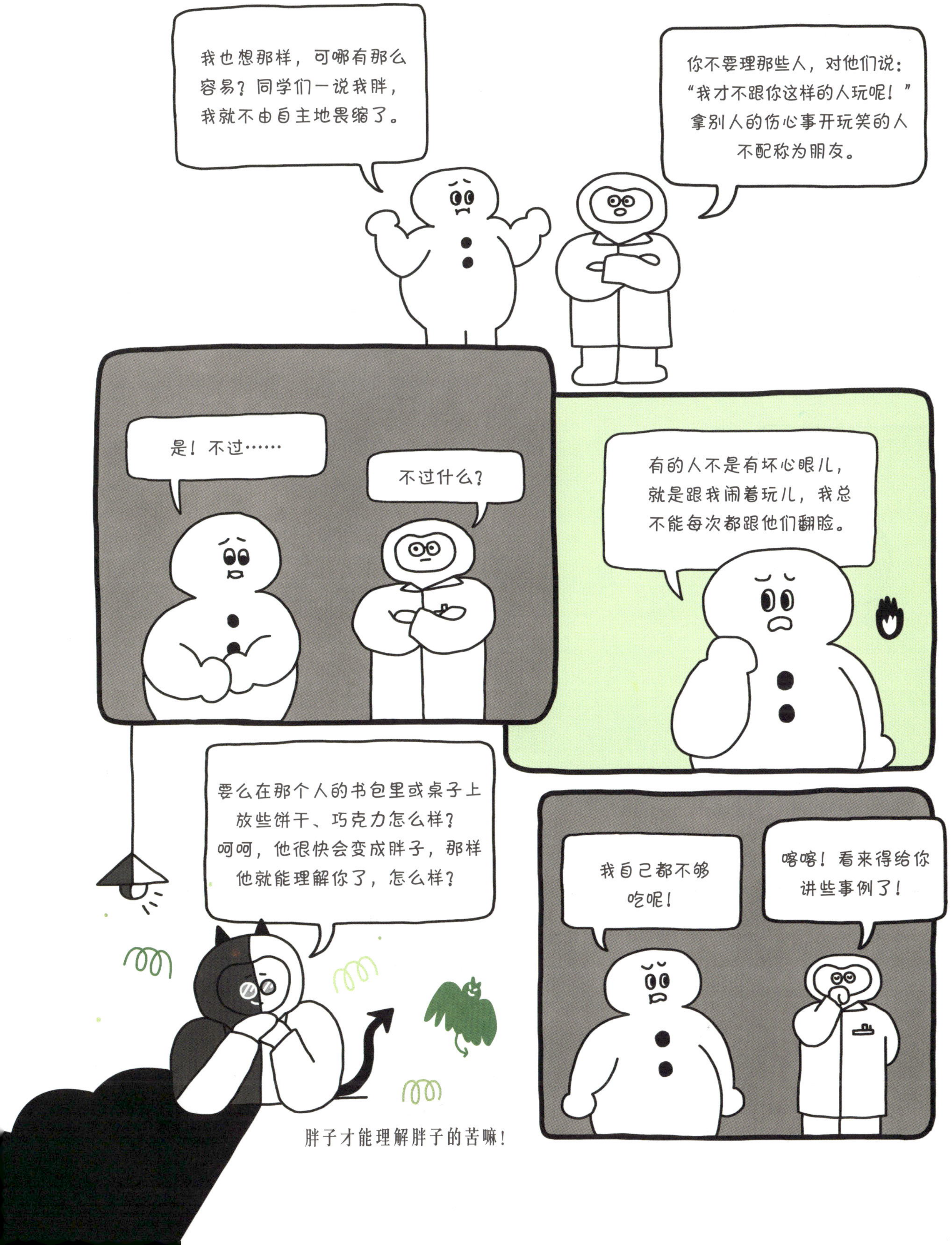
我也想那样，可哪有那么容易？同学们一说我胖，我就不由自主地畏缩了。
你不要理那些人，对他们说："我才不跟你这样的人玩呢！"拿别人的伤心事开玩笑的人不配称为朋友。
是！不过……
不过什么？
有的人不是有坏心眼儿，就是跟我闹着玩儿，我总不能每次都跟他们翻脸。
要么在那个人的书包里或桌子上放些饼干、巧克力怎么样？呵呵，他很快会变成胖子，那样他就能理解你了，怎么样？
胖子才能理解胖子的苦嘛！
我自己都不够吃呢！
嗐嗐！看来得给你讲些事例了！

专家谈

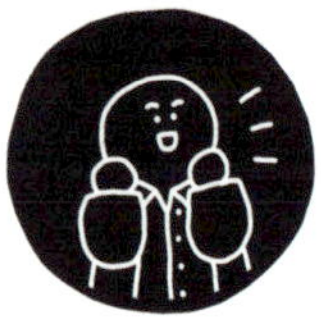

## 身体自爱运动专家这么说

**Q 我也曾像浩浩一样，因为太胖而被取笑。**

从小学三年级到高中一年级，我一直被同学们孤立。几乎可以说，整个青少年时期我都是在被孤立中度过的。不知是性格问题还是其他问题，主要就是因为胖而被别人取笑。我甚至还听到过“长这么胖为什么还来学校”这样难听的话。

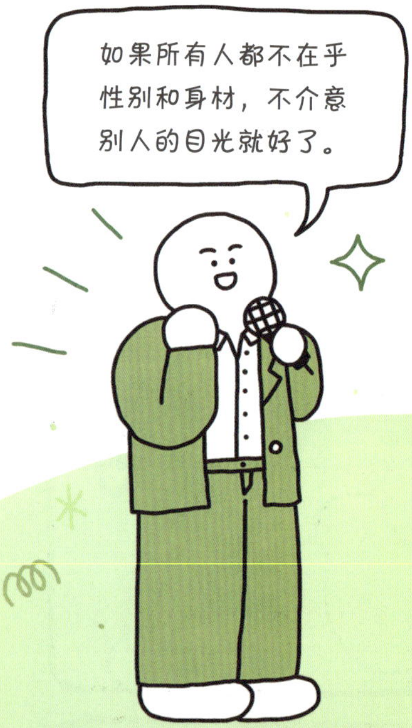

如果所有人都不在乎性别和身材，不介意别人的目光就好了。


身体自爱运动倡导者 阿强

**Q 啊，那您一定很痛苦。**

那时，我真的很讨厌自己发胖的身体。有一天，在网上搜索“大码服装”的时候，我无意中发现了有个词组叫“身体自爱运动”。我这才知道，很多人承受着来自外貌方面的压力，如果对自己的容貌和身材过于焦虑，很可能演变为“体象障碍症”，这种心理障碍会让人变得不快乐，严重影响正常生活。从此，我开始转变思想，不断乐观积极地去变成更好的自己，人生也彻底转变。

**Q 您现在是做什么的？**

目前，我正努力推广身体自爱运动，做公益演讲等，让更多的人了解和参与进来。希望大家对自己的身体持肯定和接受的态度，不管是肥胖，还是有缺陷，都不要嫌弃自己的身体，要爱自己，要积极面对，以健康的运动来使自己的生活变得更美好。

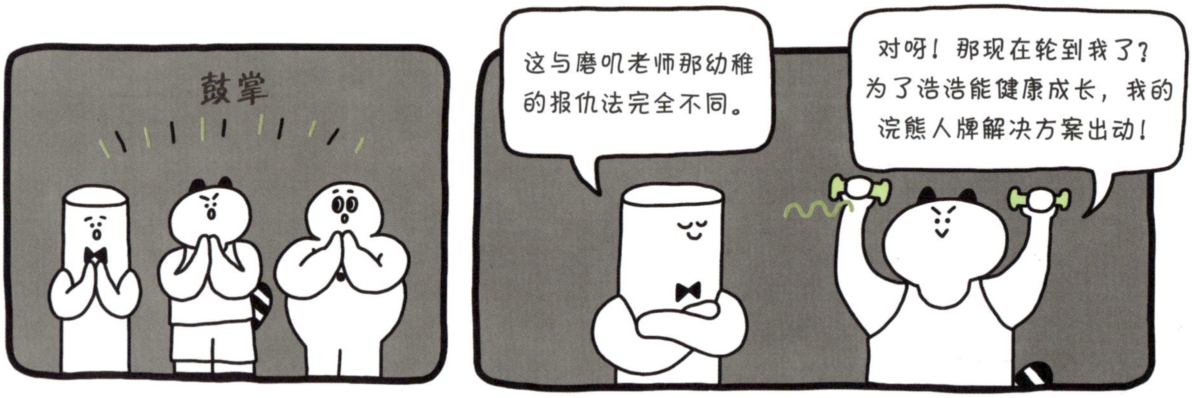

鼓掌
这与磨叽老师那幼稚的报仇法完全不同。
对呀！那现在轮到我了？为了浩浩能健康成长，我的浣熊人牌解决方案出动！

## 我真的很胖吗？

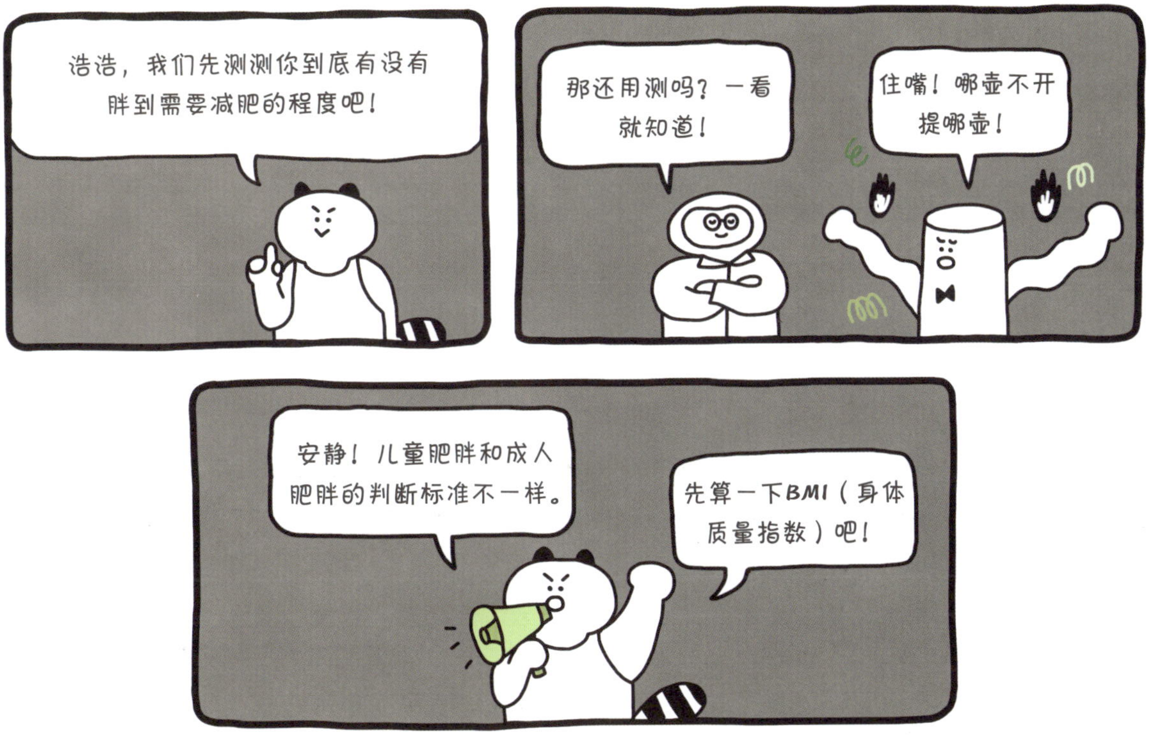

浩浩，我们先测测你到底有没有胖到需要减肥的程度吧！
那还用测吗？一看就知道！
住嘴！哪壶不开提哪壶！
安静！儿童肥胖和成人肥胖的判断标准不一样。
先算一下BMI（身体质量指数）吧！


### BMI计算法

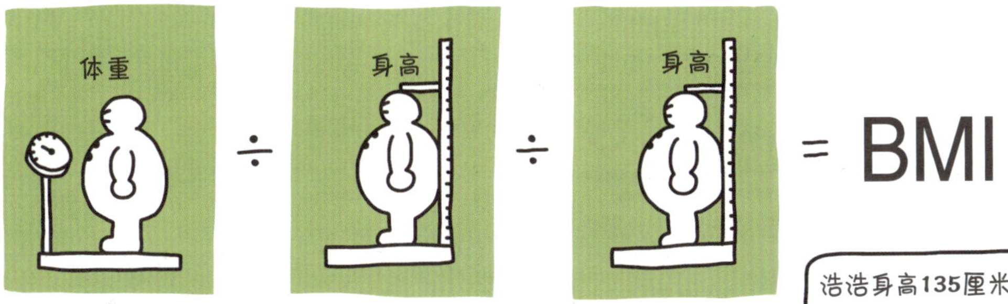

体重
÷
身高
÷
身高
= BMI


BMI=体重（千克）÷身高（米）÷身高（米）。例如浩浩的体重为45千克，身高为135厘米，计算时换算为1.35米。算一算，就得出BMI值啦！

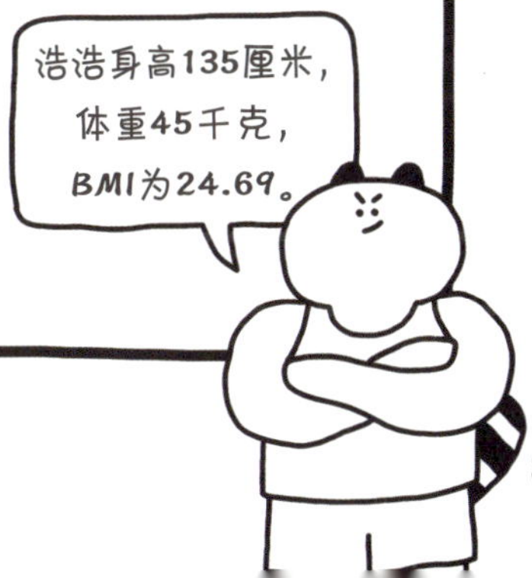

浩浩身高135厘米，体重45千克，BMI为24.69。

## 读取BMI生长曲线

在下列坐标图中标出年龄与BMI值的相交点。
如果这个点在红色区域内，就属于肥胖，需要管理身材。

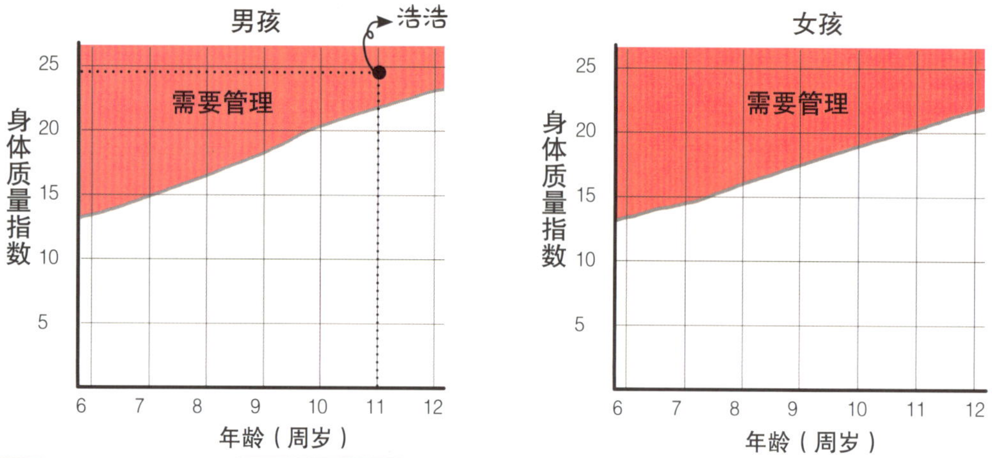


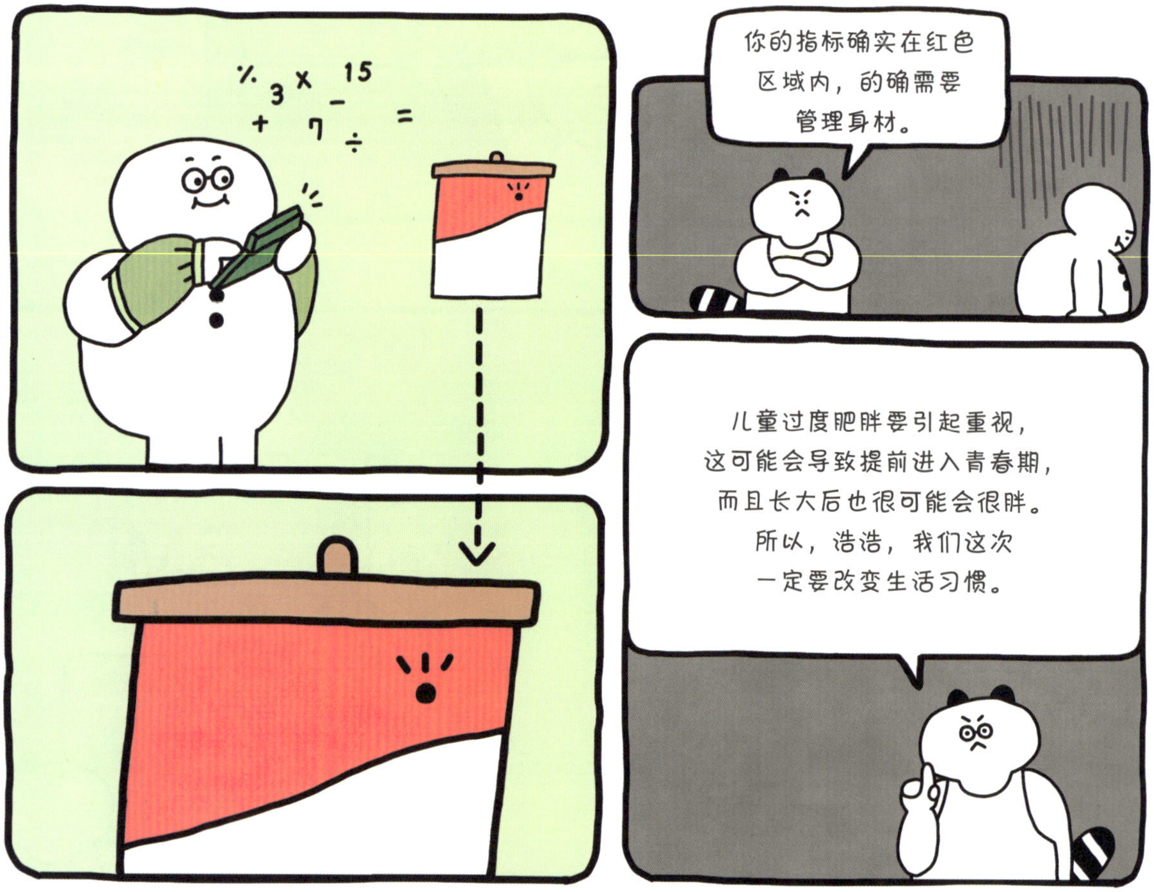
你的指标确实在红色区域内，的确需要管理身材。
儿童过度肥胖要引起重视，这可能会导致提前进入青春期，而且长大后也很可能会很胖。所以，浩浩，我们这次一定要改变生活习惯。

## 注意!

如果你的指标没有在红色区域内，就一定不要减肥。正是长身体的时期，如果营养不足，不仅个子长不高，还可能影响健康。切记，过度减肥是有害的!

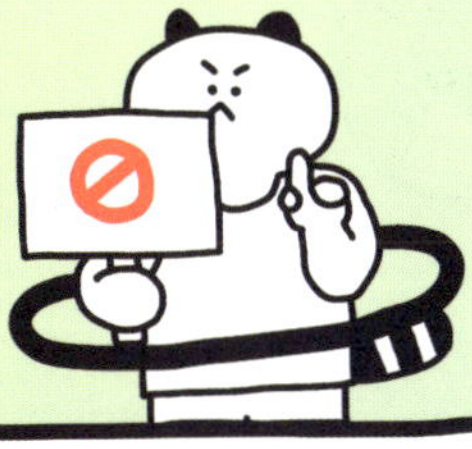

## 怎样适当地为儿童管理体重

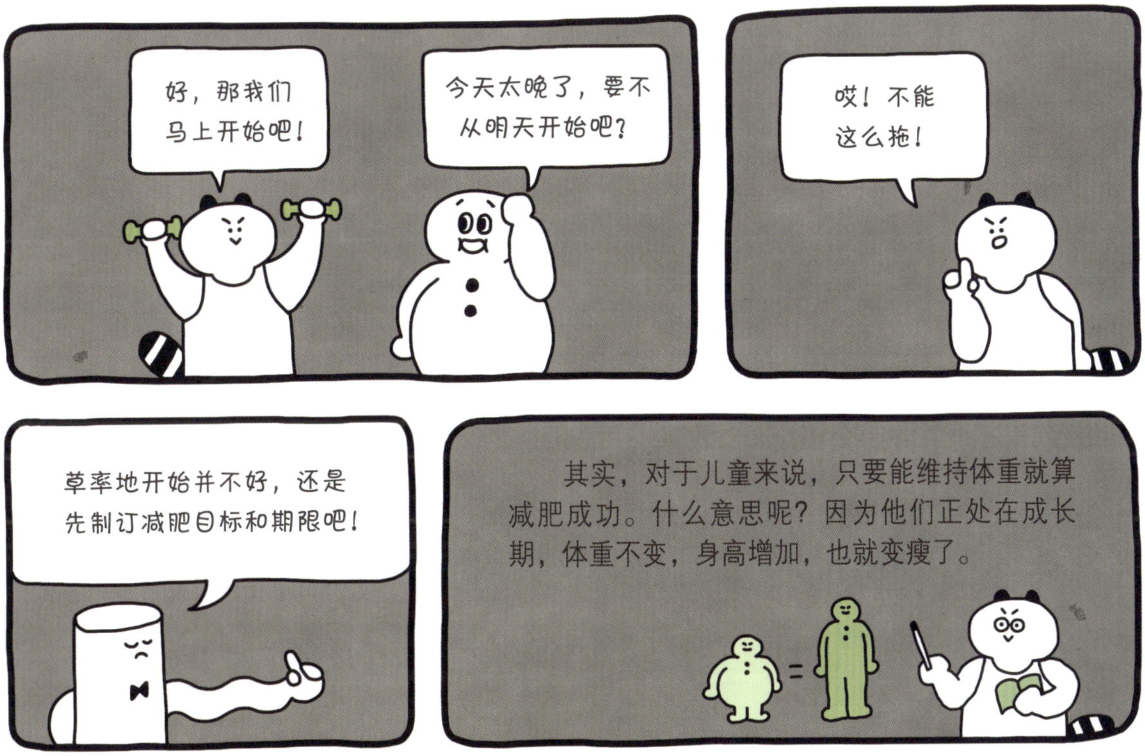
好，那我们马上开始吧!
今天太晚了，要不从明天开始吧?
哎!不能这么拖!
草率地开始并不好，还是先制订减肥目标和期限吧!
其实，对于儿童来说，只要能维持体重就算减肥成功。什么意思呢?因为他们正处在成长期，体重不变，身高增加，也就变瘦了。
=

我的减肥目标　维持体重，同时长高

达标期限　年　月　日　止

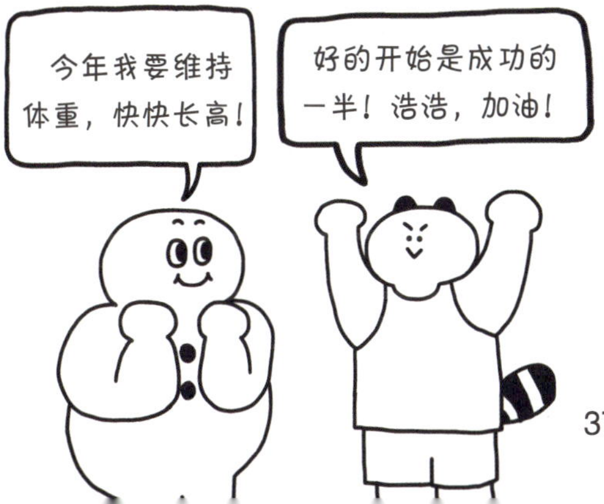
今年我要维持体重，快快长高!
好的开始是成功的一半!浩浩，加油!

## 要“吃好”另有他法

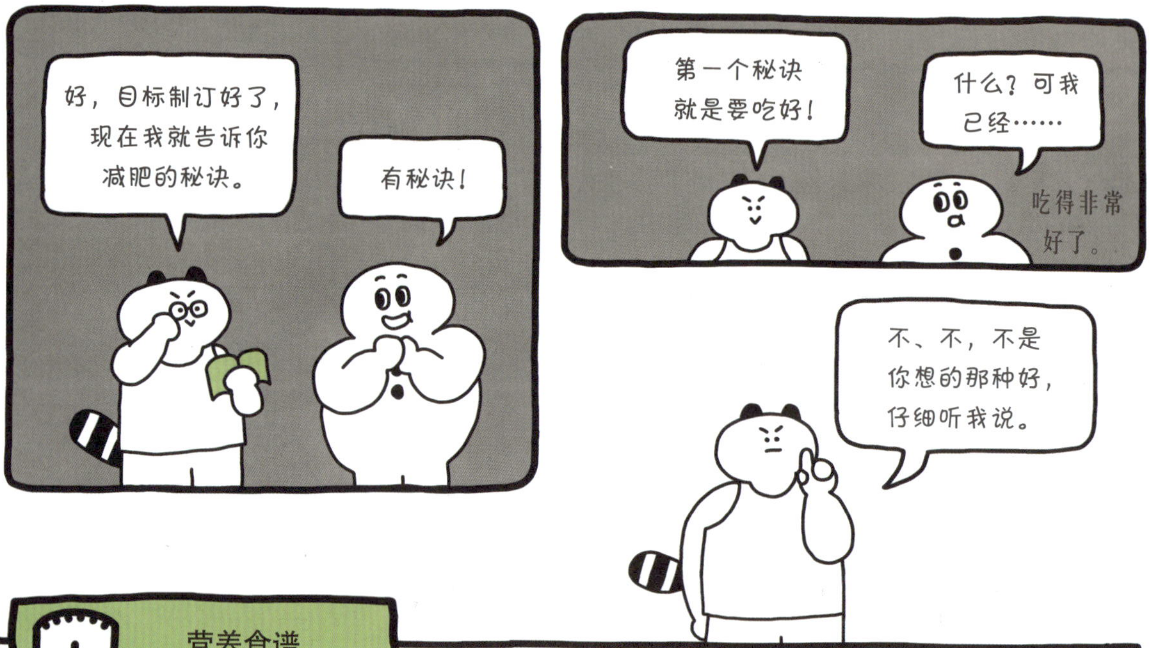

好，目标制订好了，现在我就告诉你减肥的秘诀。
有秘诀！
第一个秘诀就是要吃好！
什么？可我已经……
吃得非常好了。
不、不，不是你想的那种好，仔细听我说。


### 营养食谱

2

每顿饭至少吃两种蔬菜（腌菜、泡菜不算）。

1

每顿饭至少吃一种高蛋白食物，如豆类、豆制品、肉、海鲜等。

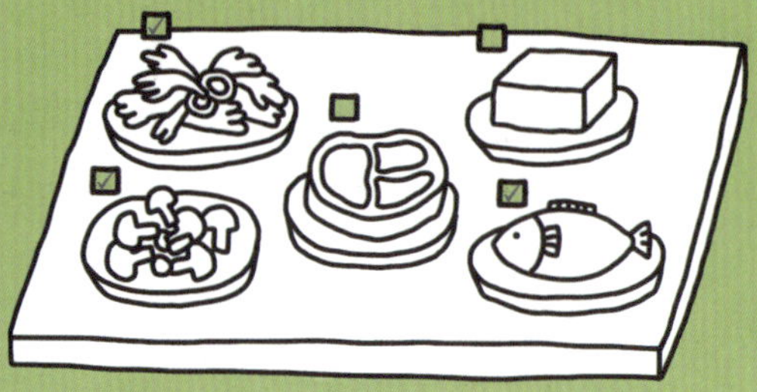

x2

一天吃两次乳制品（如牛奶、奶酪等）。

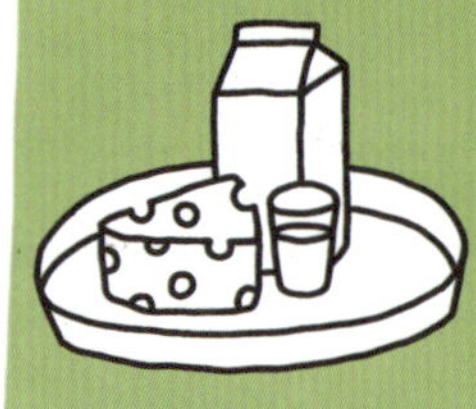

x1

一天吃一次水果。

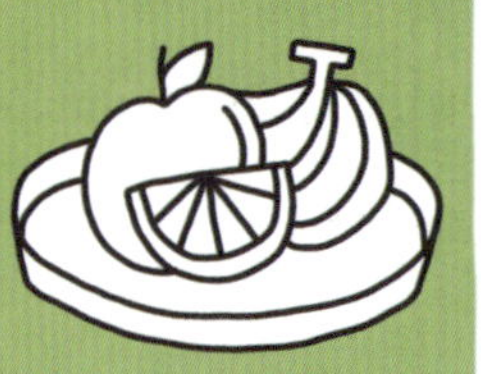

就这样吃正餐及加餐。远离饼干等零食和碳酸饮料等。

## 饮食习惯也很重要

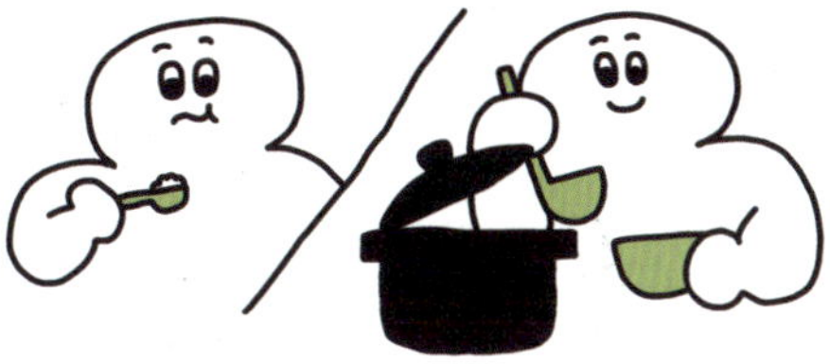

吃饭不要吃太饱，少盛一点儿还能避免浪费。用餐时细嚼慢咽，既能享受美食，还有助于消化，可谓一举两得。

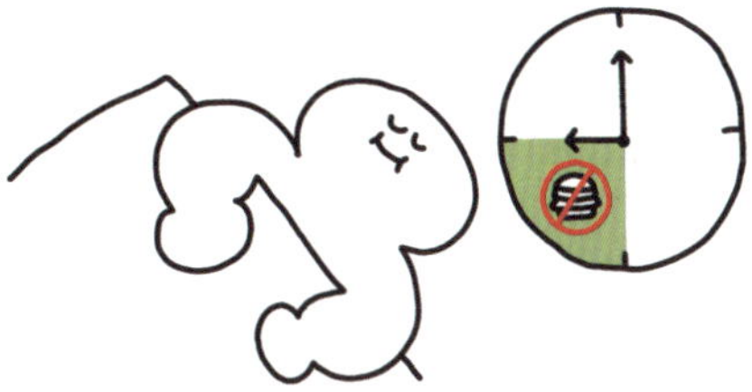

睡觉前吃东西非常容易长胖。要养成睡前2～3个小时内什么都不吃的习惯。

**总是想吃零食的话这样做**

找一张自己最胖时拍的照片，在上面写上“浩浩，少吃零食”，把照片贴在经常能看到的地方或零食柜里。这个方法应该管用吧？

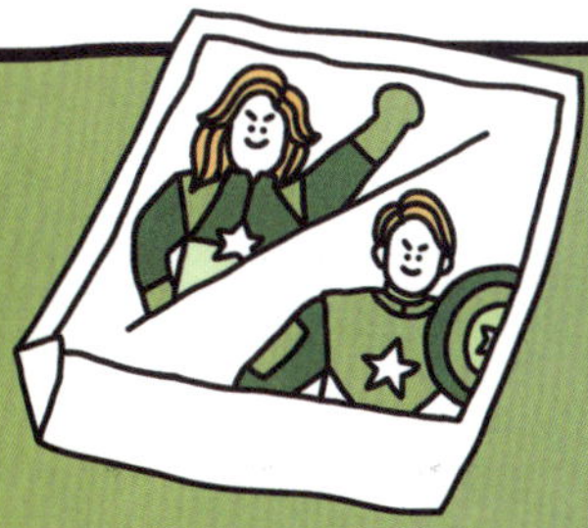

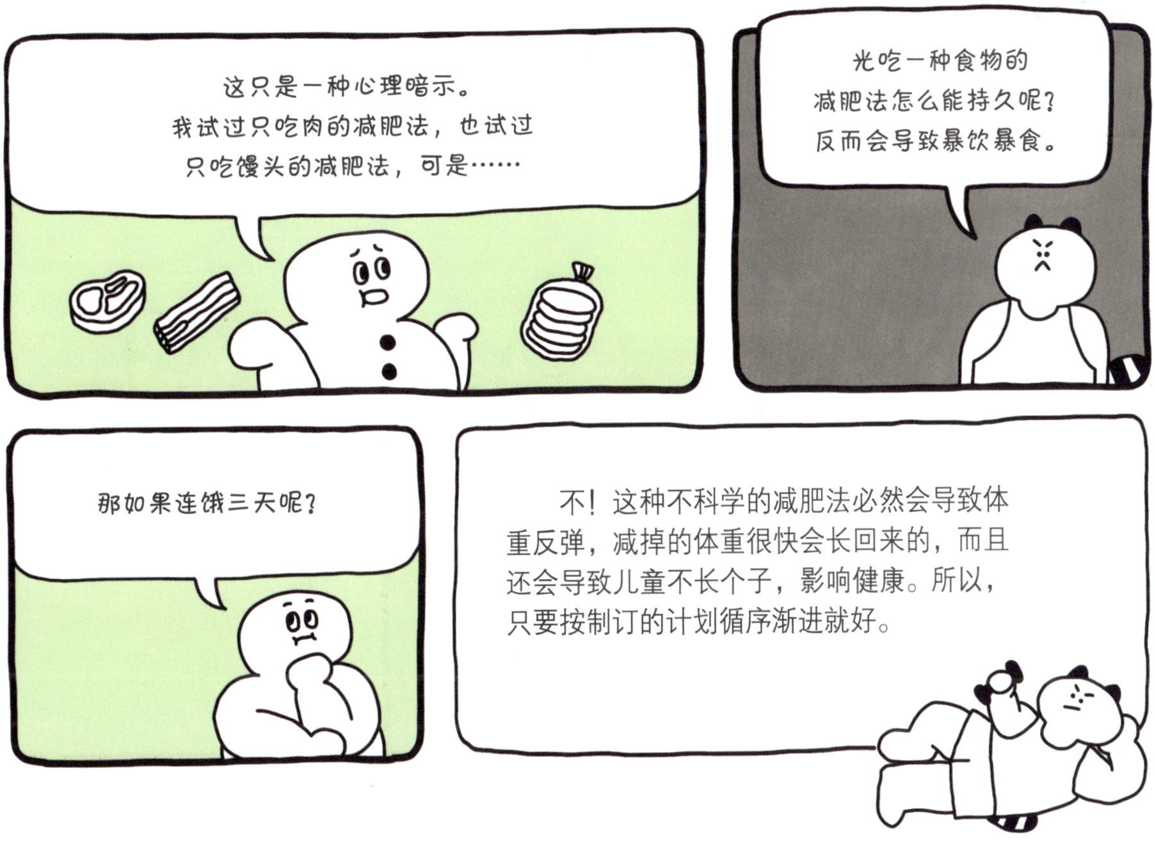

这只是一种心理暗示。我试过只吃肉的减肥法，也试过只吃馒头的减肥法，可是……
光吃一种食物的减肥法怎么能持久呢？反而会导致暴饮暴食。
那如果连饿三天呢？
不！这种不科学的减肥法必然会导致体重反弹，减掉的体重很快会长回来的，而且还会导致儿童不长个子，影响健康。所以，只要按制订的计划循序渐进就好。

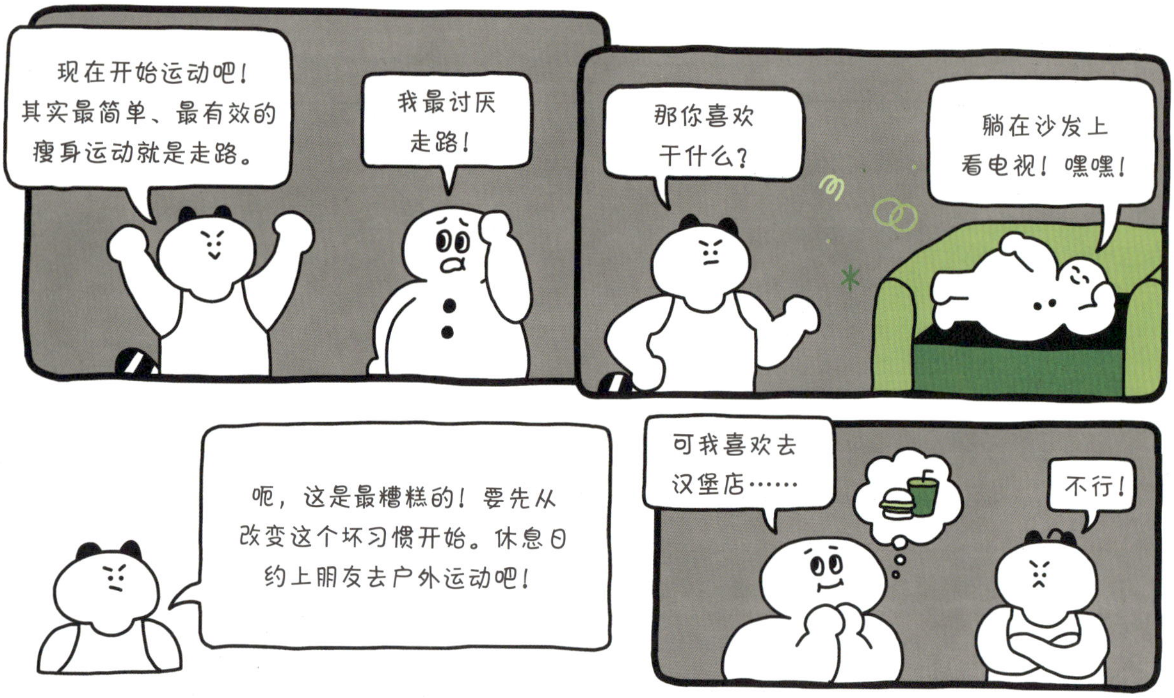
现在开始运动吧！其实最简单、最有效的瘦身运动就是走路。
我最讨厌走路！
那你喜欢干什么？
躺在沙发上看电视！嘿嘿！
呃，这是最糟糕的！要先从改变这个坏习惯开始。休息日约上朋友去户外运动吧！
可我喜欢去汉堡店……
不行！

## 推荐给儿童的体重管理运动

### 跳绳

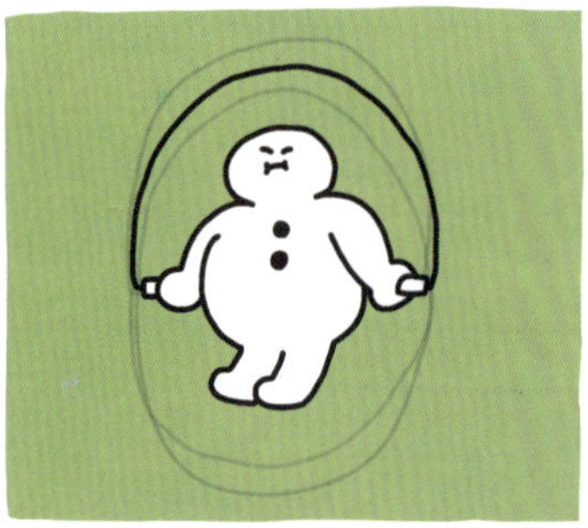

跳绳只需要找一小块安全、平坦的空地就可以。跳绳会刺激生长板，对长高有帮助。可以循序渐进地增加强度。

### 走路或跑步

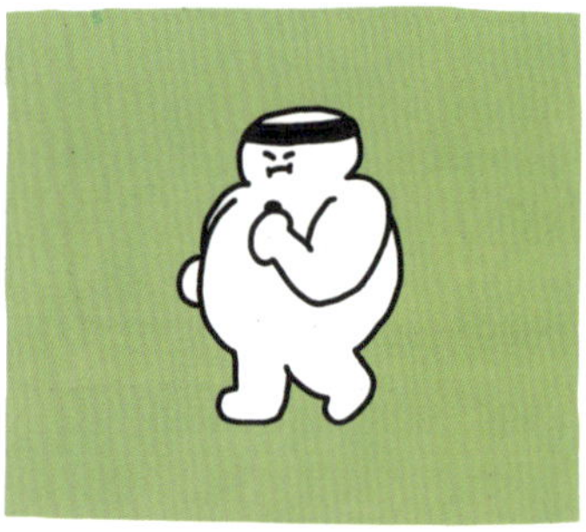

走路和跑步时注意，一定要保持正确的姿势。在阳光下进行更好，因为适当晒太阳有助于人体对钙的吸收。

### 爬山

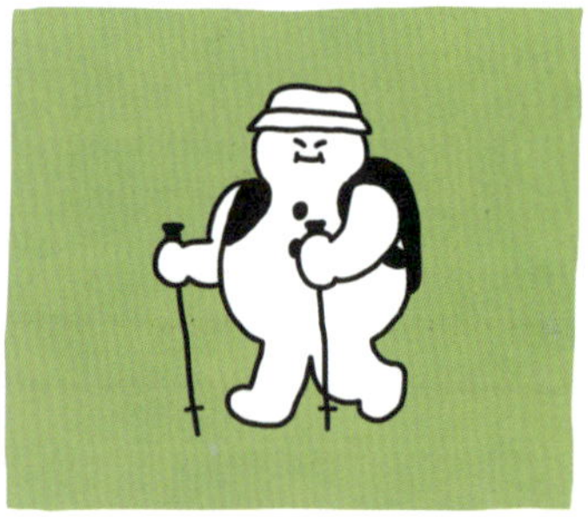

爬山是一项非常棒的户外运动，不仅可以起到锻炼的作用，还能亲近大自然，释放压力。

## 改变生活习惯也能变瘦

改变生活中那些偷懒的坏习惯，也能变瘦。
虽然效果因人而异，但肯定是有帮助的。

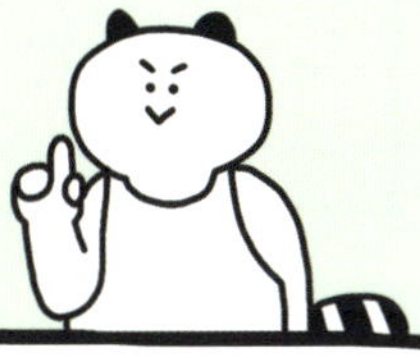

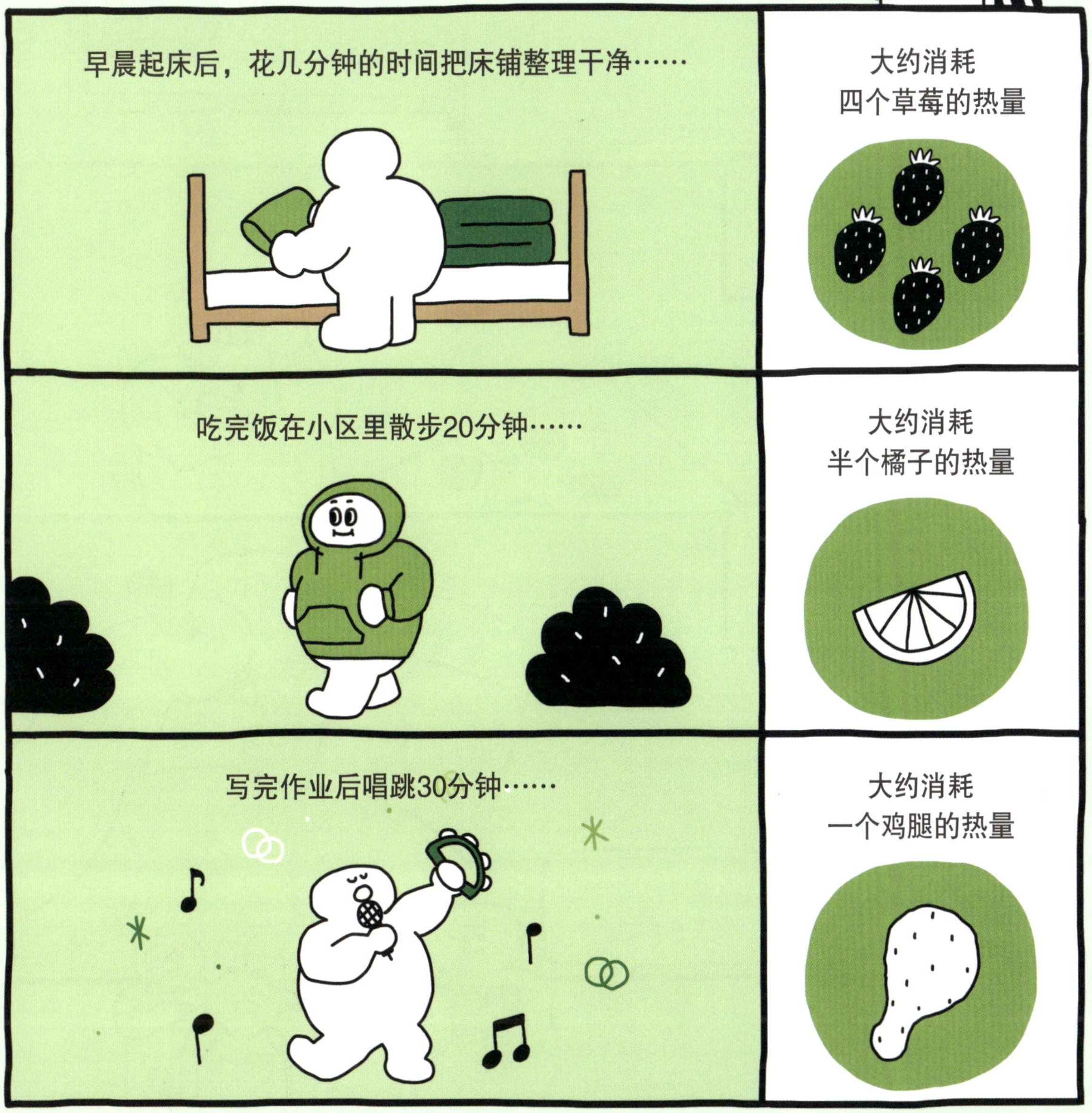
早晨起床后，花几分钟的时间把床铺整理干净……
大约消耗
四个草莓的热量
吃完饭在小区里散步20分钟……
大约消耗
半个橘子的热量
写完作业后唱跳30分钟……
大约消耗
一个鸡腿的热量

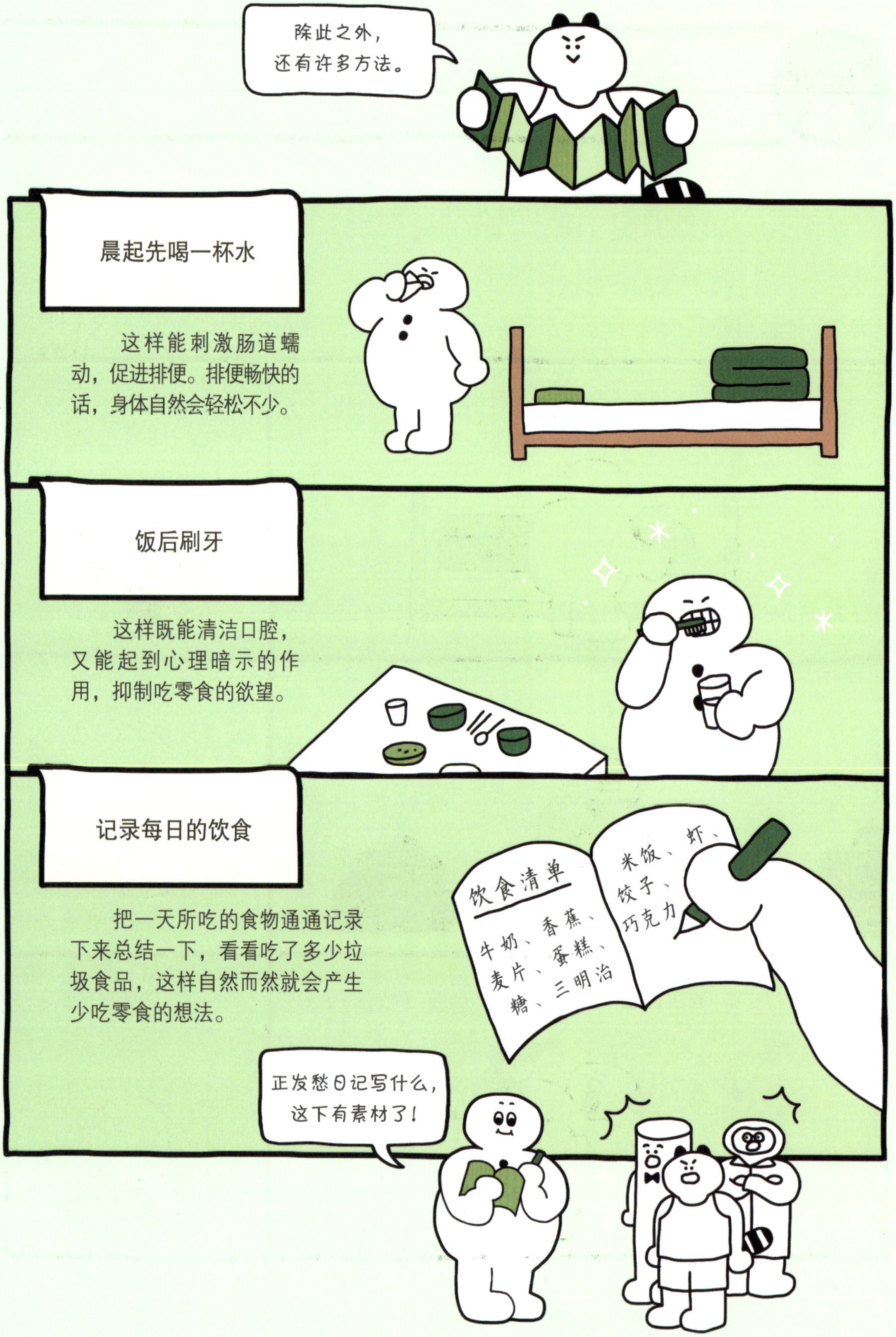
除此之外，还有许多方法。
晨起先喝一杯水
这样能刺激肠道蠕动，促进排便。排便畅快的话，身体自然会轻松不少。
饭后刷牙
这样既能清洁口腔，又能起到心理暗示的作用，抑制吃零食的欲望。
记录每日的饮食
把一天所吃的食物通通记录下来总结一下，看看吃了多少垃圾食品，这样自然而然就会产生少吃零食的想法。
饮食清单
牛奶、香蕉、麦片、蛋糕、糖、三明治
米饭、虾、饺子、巧克力
正发愁日记写什么，这下有素材了！

## 能修饰身材的穿搭法

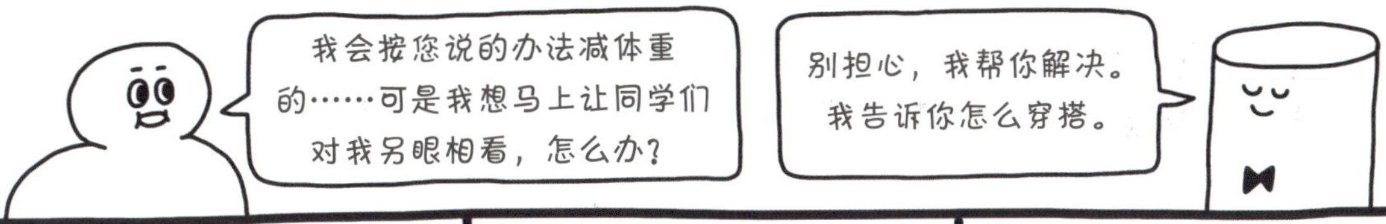


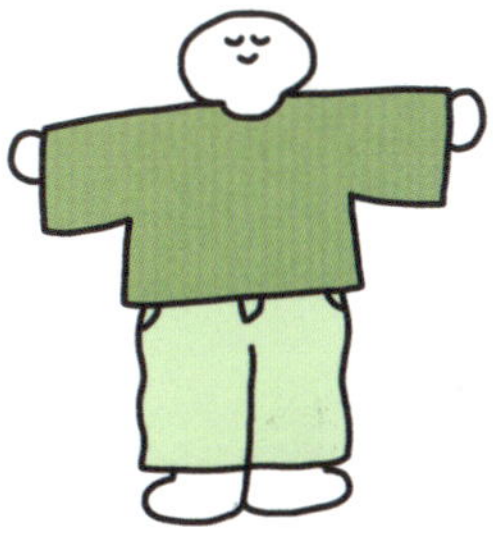

**适当宽松的衣服**

穿太紧身或太宽松的衣服都不好。选择合身、略为宽松的款式能修饰身材。

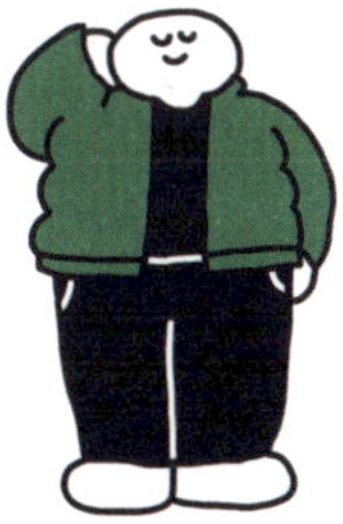

**深色显瘦**

比如上下装都穿黑色的，又酷又显瘦。如果再搭一件其他颜色的外套更好。

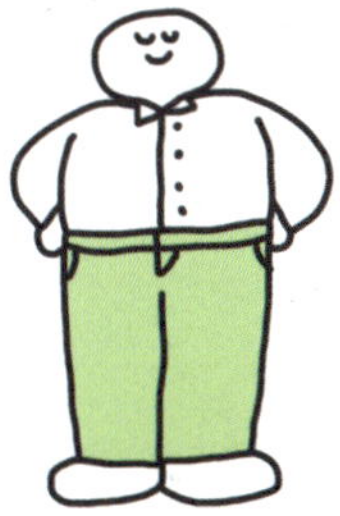

**强调腰线**

在腰线稍微往上的位置装饰一下，起到突出的作用，会显腿长。如果穿深色裤子效果更好。

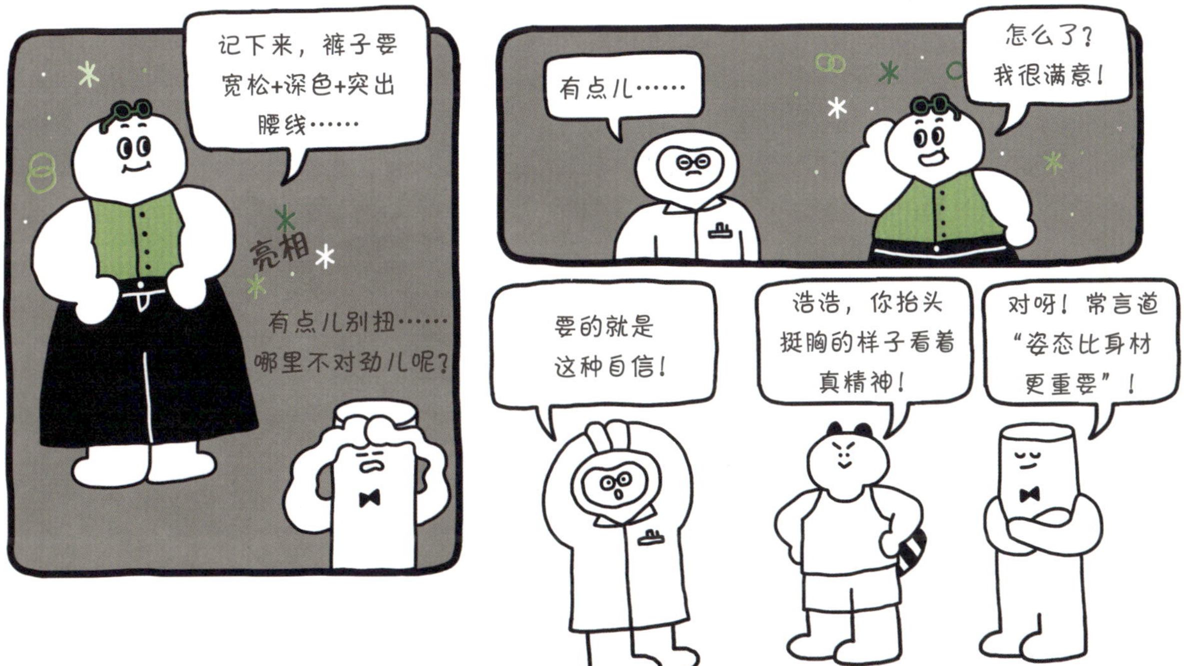
记下来，裤子要宽松+深色+突出腰线……
亮相
有点儿别扭……哪里不对劲儿呢？
有点儿……
怎么了？我很满意！
要的就是这种自信！
浩浩，你抬头挺胸的样子看着真精神！
对呀！常言道“姿态比身材更重要”！

# 让青春痘滚到太空去吧

晓琴的日记

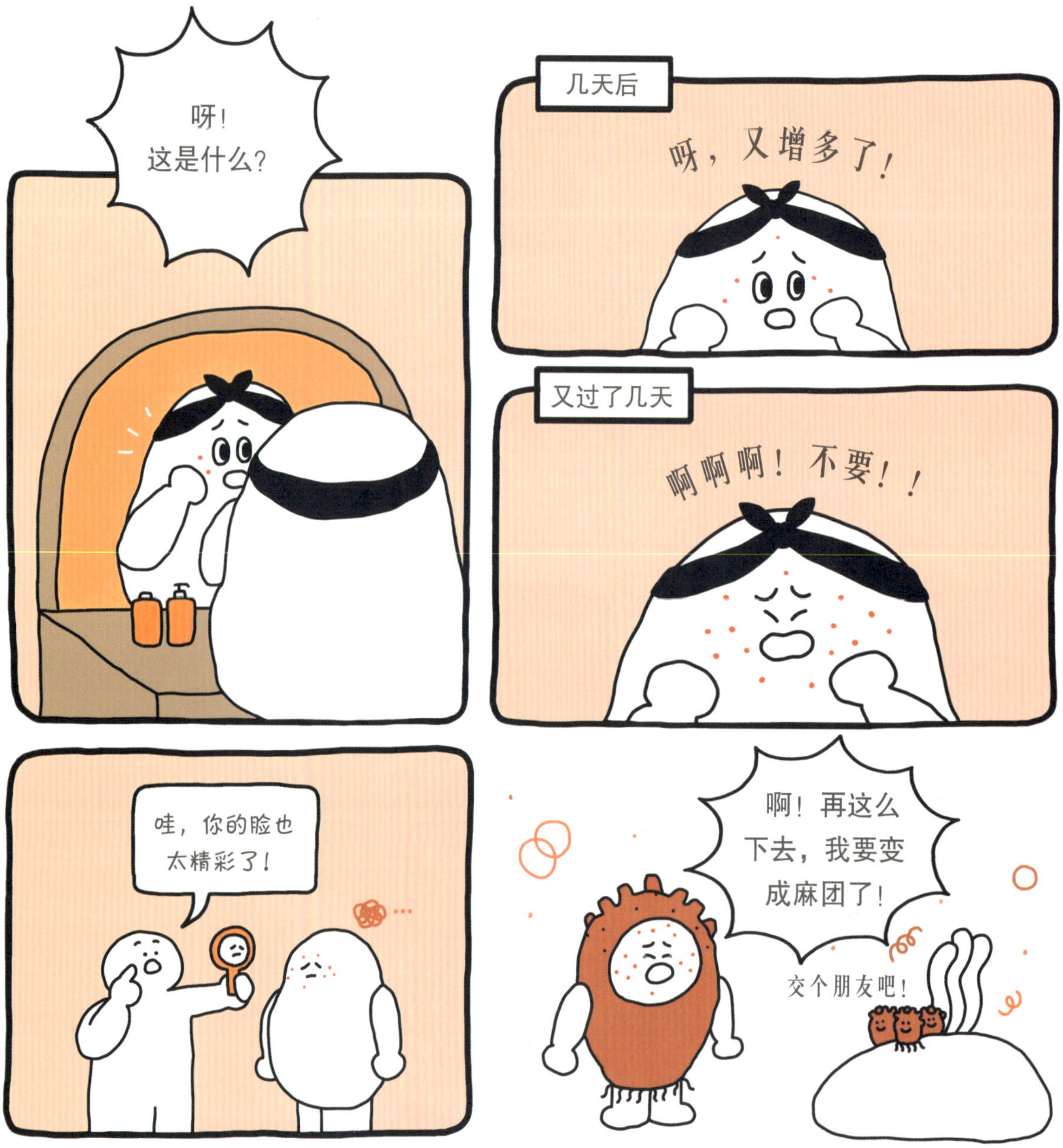

呀！
这是什么？
几天后
呀，又增多了！
又过了几天
啊啊啊！不要！！
哇，你的脸也太精彩了！
啊！再这么下去，我要变成麻团了！
交个朋友吧！

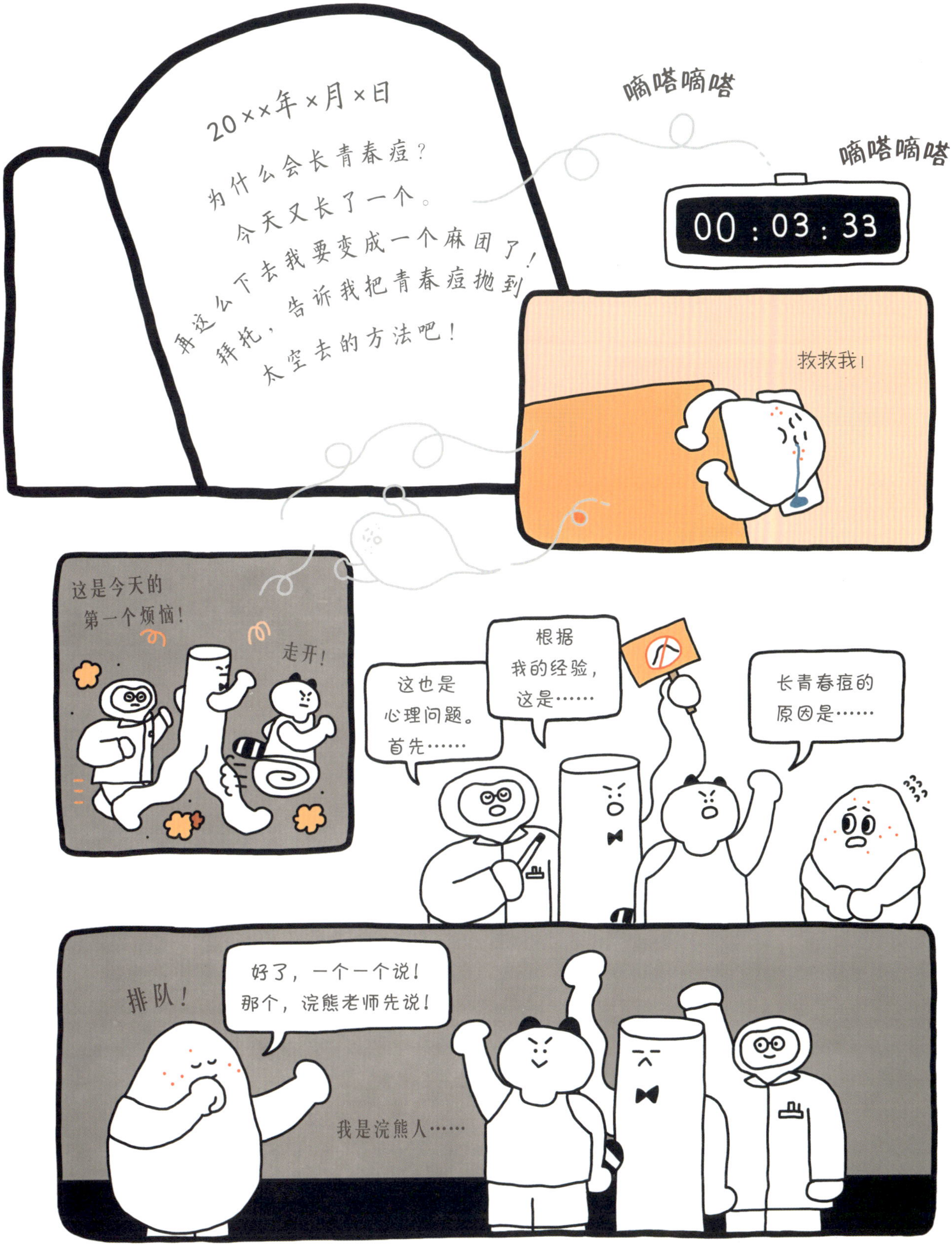
20××年×月×日
为什么会长青春痘？
今天又长了一个。
再这么下去我要变成一个麻团了！
拜托，告诉我把青春痘抛到
太空去的方法吧！
嘀嗒嘀嗒
嘀嗒嘀嗒
00:03:33
救救我！
这是今天的
第一个烦恼！
走开！
这也是
心理问题。
首先……
根据
我的经验，
这是……
长青春痘的
原因是……
排队！
好了，一个一个说！
那个，浣熊老师先说！
我是浣熊人……

## 先认识一下青春痘这个“敌人”

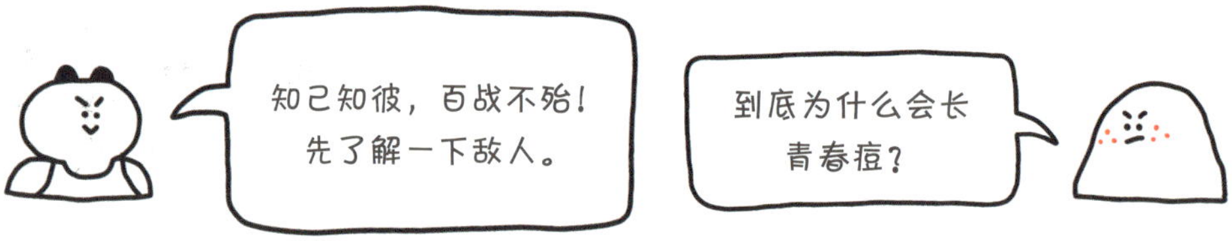
知己知彼，百战不殆！先了解一下敌人。
到底为什么会长青春痘？

### 长青春痘的原因

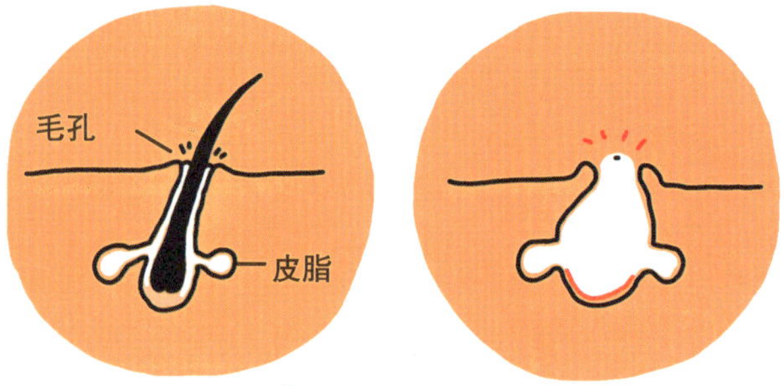


儿童的生理和心理逐渐发育为成人的过渡时期叫作青春期。这个时期儿童的身体会发生很多的变化。激素的变化会引起皮脂分泌过剩，这是青春期的重要特征之一。此时，皮脂分泌不正常，毛孔被堵塞就会形成青春痘。

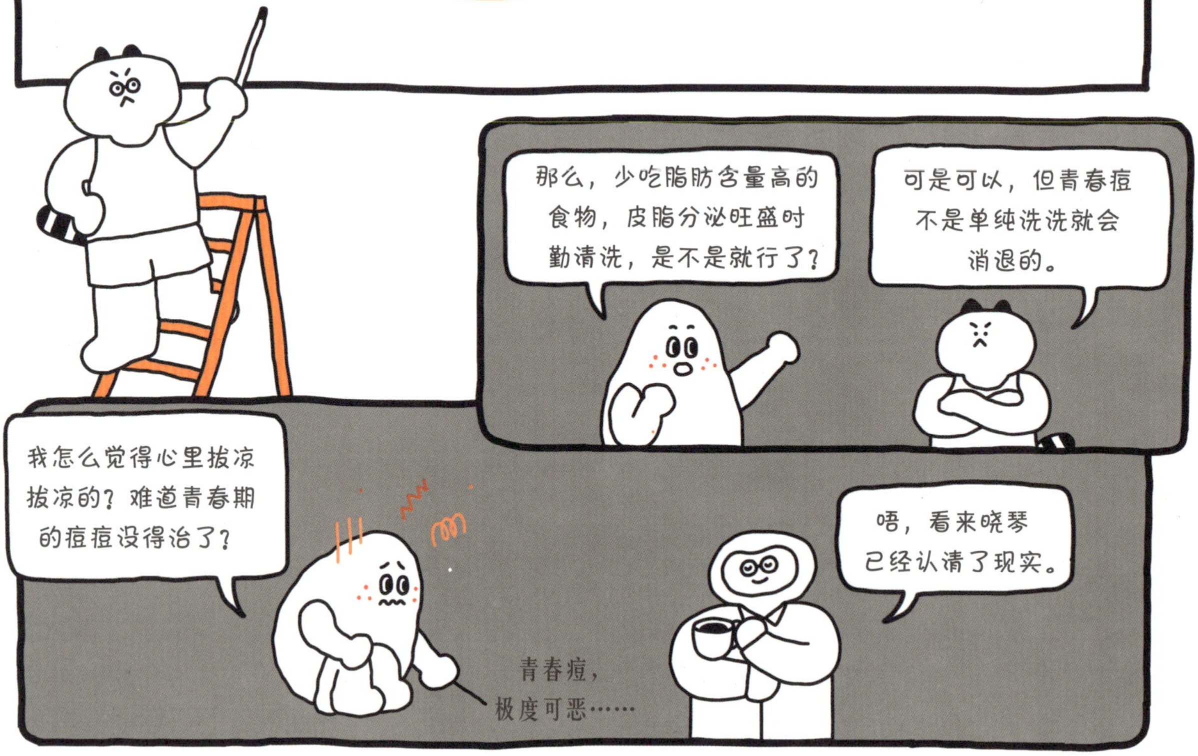
那么，少吃脂肪含量高的食物，皮脂分泌旺盛时勤清洗，是不是就行了？
可是可以，但青春痘不是单纯洗洗就会消退的。
我怎么觉得心里拔凉拔凉的？难道青春期的痘痘没得治了？
青春痘，极度可恶……
唔，看来晓琴已经认清了现实。

## 危险！别摸！

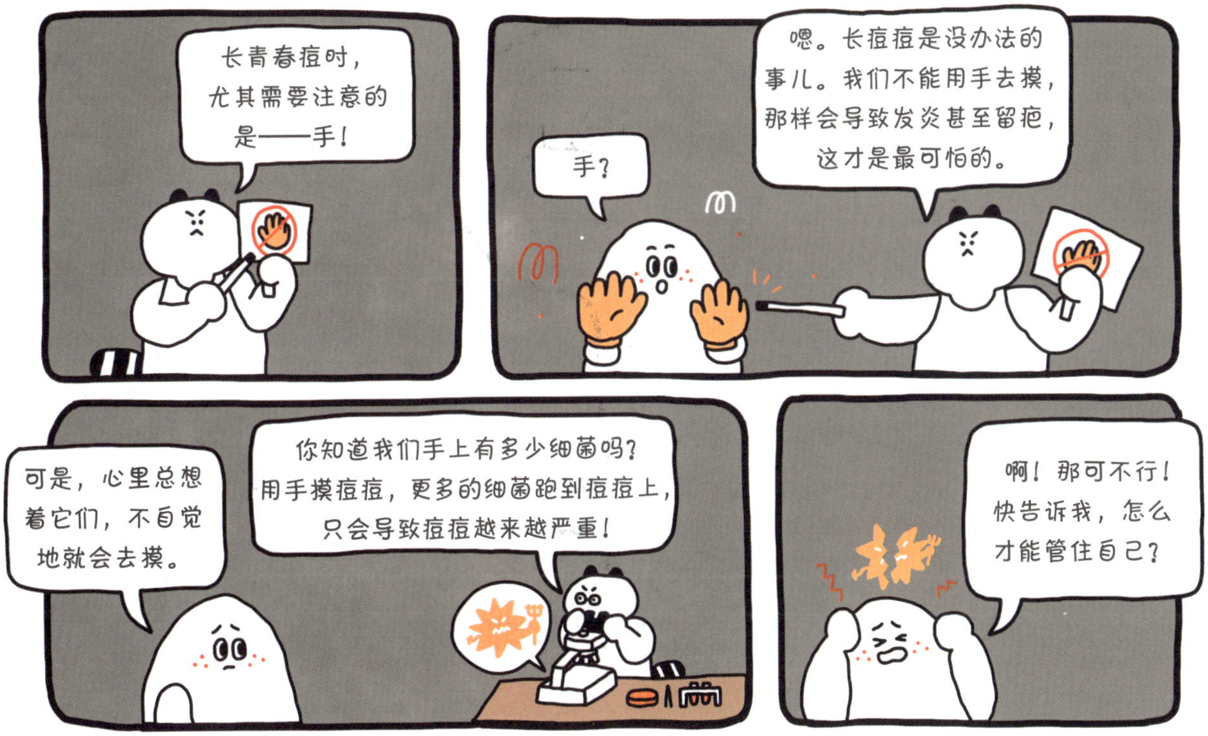
长青春痘时，尤其需要注意的是——手！
手？
嗯。长痘痘是没办法的事儿。我们不能用手去摸，那样会导致发炎甚至留疤，这才是最可怕的。
可是，心里总想着它们，不自觉地就会去摸。
你知道我们手上有多少细菌吗？用手摸痘痘，更多的细菌跑到痘痘上，只会导致痘痘越来越严重！
啊！那可不行！快告诉我，怎么才能管住自己？

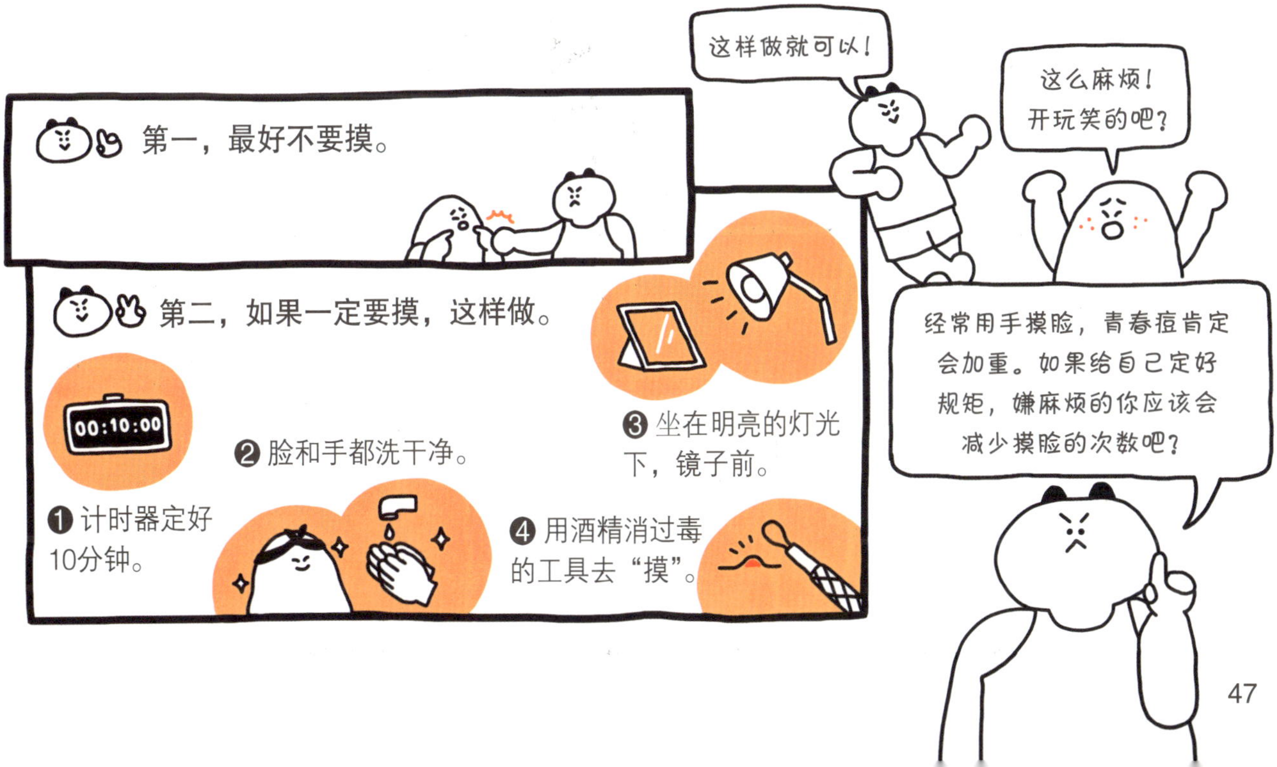
这样做就可以！
这么麻烦！开玩笑的吧？
第一，最好不要摸。
第二，如果一定要摸，这样做。
❶ 计时器定好10分钟。
00:10:00
❷ 脸和手都洗干净。
❸ 坐在明亮的灯光下，镜子前。
❹ 用酒精消过毒的工具去“摸”。
经常用手摸脸，青春痘肯定会加重。如果给自己定好规矩，嫌麻烦的你应该会减少摸脸的次数吧？

## 导致长青春痘的幕后黑手

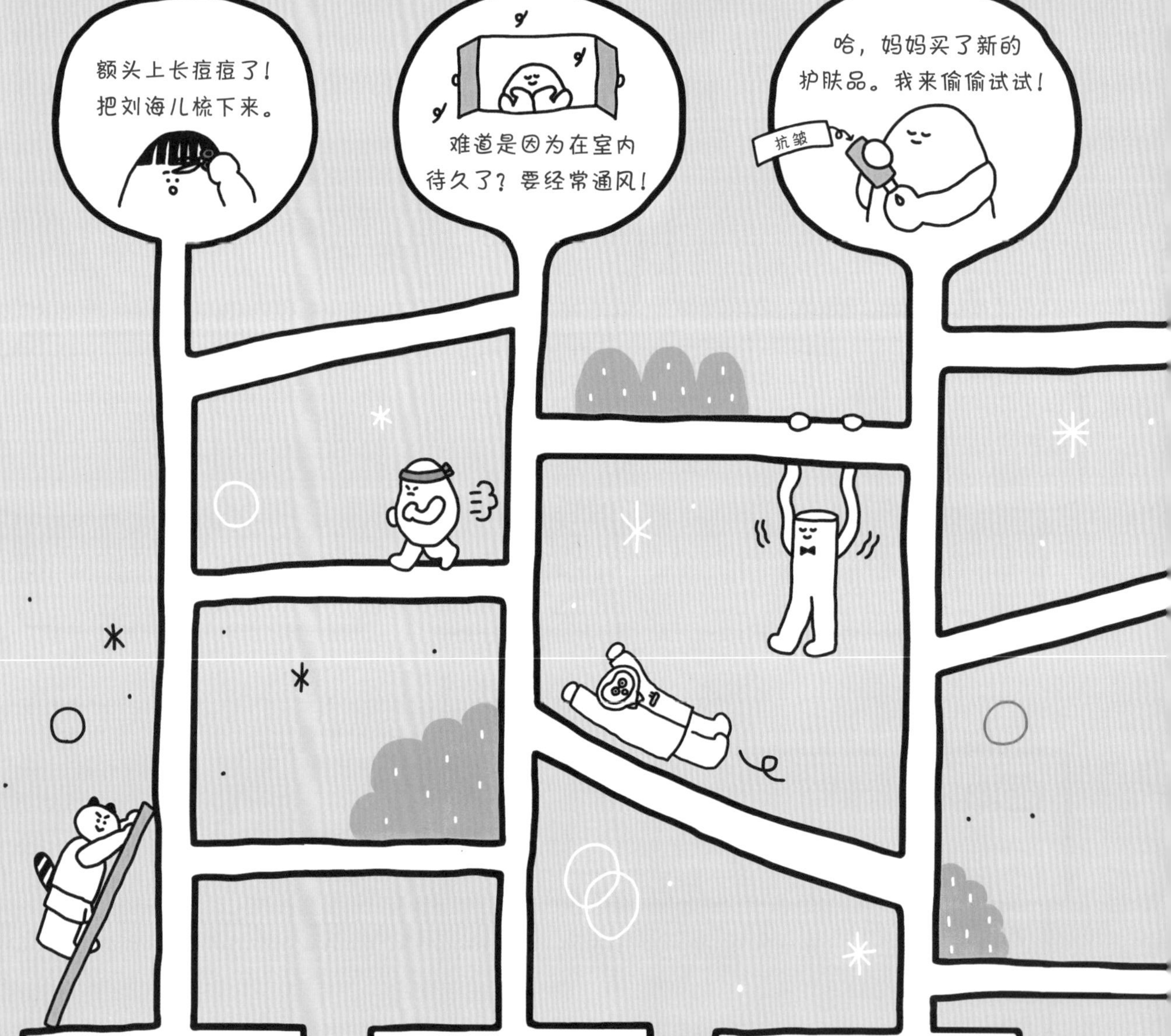
额头上长痘痘了！把刘海儿梳下来。
难道是因为在室内待久了？要经常通风！
哈，妈妈买了新的护肤品。我来偷偷试试！
抗皱

◎ 你知道吗？洗手之前，我们的手上带有千万个细菌。所以，我们一定要勤洗手、少摸脸。

◎ 睡眠不足会促进压力激素的生成，导致长痘痘。所以，“睡美容觉”是有科学依据的。

✕ 成年人的护肤品油脂含量较高，不适合青春期的孩子使用，你们最好选用具有祛痘功效的护肤品。

虽然青春期的痘痘在青春期过后大部分都会消失，但也不能掉以轻心，谨慎对待才能降低留痘疤的风险。看看下面哪些是长痘痘时的正确做法吧！

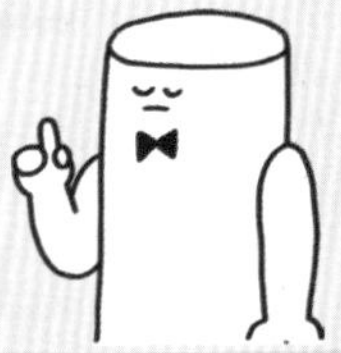

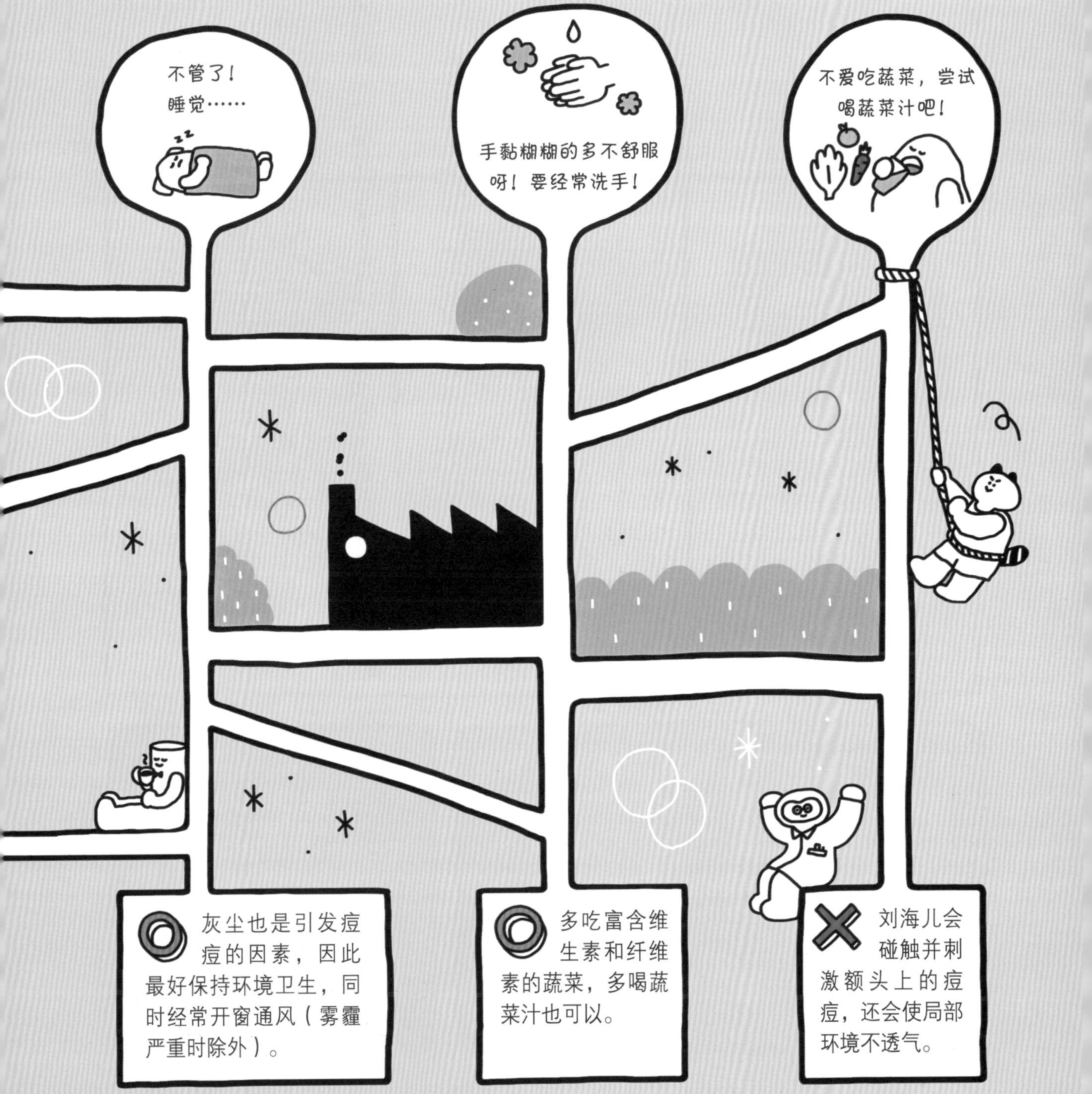

不管了！
睡觉……
手黏糊糊的多不舒服呀！要经常洗手！
不爱吃蔬菜，尝试喝蔬菜汁吧！
◎ 灰尘也是引发痘痘的因素，因此最好保持环境卫生，同时经常开窗通风（雾霾严重时除外）。
◎ 多吃富含维生素和纤维素的蔬菜，多喝蔬菜汁也可以。
✕ 刘海儿会碰触并刺激额头上的痘痘，还会使局部环境不透气。

## 长青春痘时用到的物品

下面给大家介绍几种长青春痘时用到的小工具。

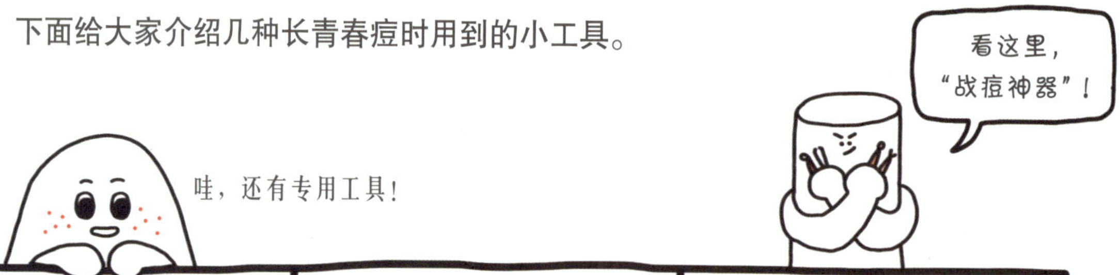
哇，还有专用工具！
看这里，“战痘神器”！

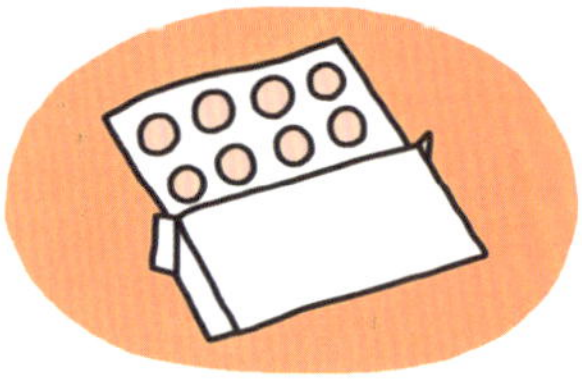

**痘痘贴**

贴在痘痘上的创可贴。可预防感染，帮助痘痘愈合。推荐它还有一个重要的原因：它有助于改正触摸青春痘的习惯。

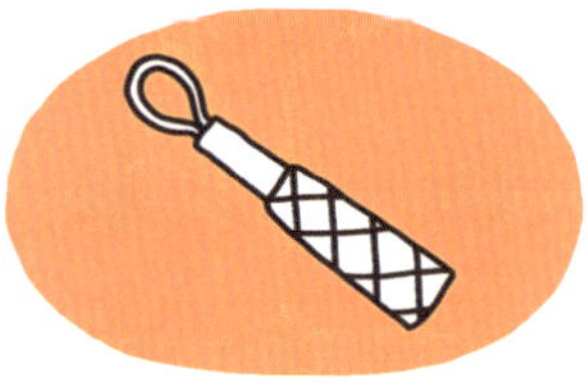

**粉刺针**

挤痘痘的工具。使用前后都要消毒。用力太大容易产生伤口，使用时要控制力度。用针处理完后再贴上痘痘贴效果更好。

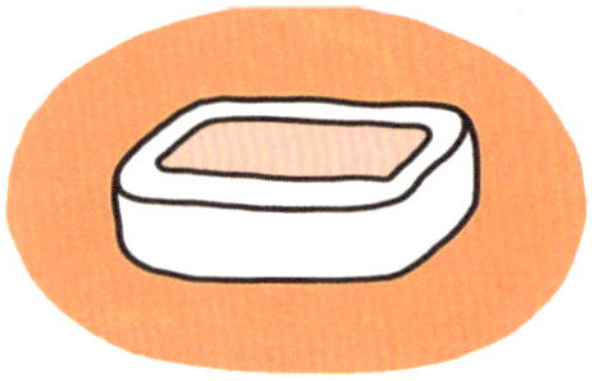

**祛痘香皂**

具有杀菌消炎的效果。用祛痘香皂会让皮肤变得干燥，所以用完一定要涂乳液。要想皮肤变好，保湿也很重要。

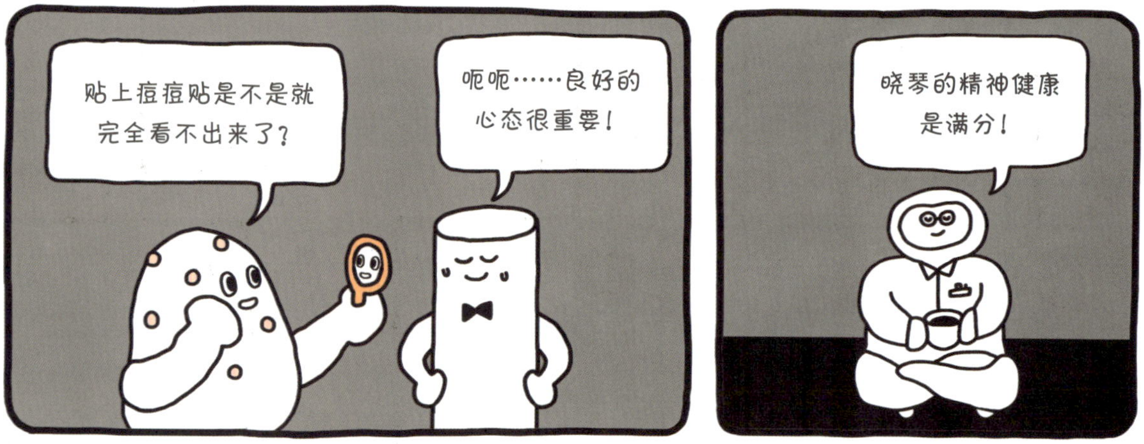
贴上痘痘贴是不是就完全看不出来了？
呃呃……良好的心态很重要！
晓琴的精神健康是满分！

## 绝对不能挤的三角区

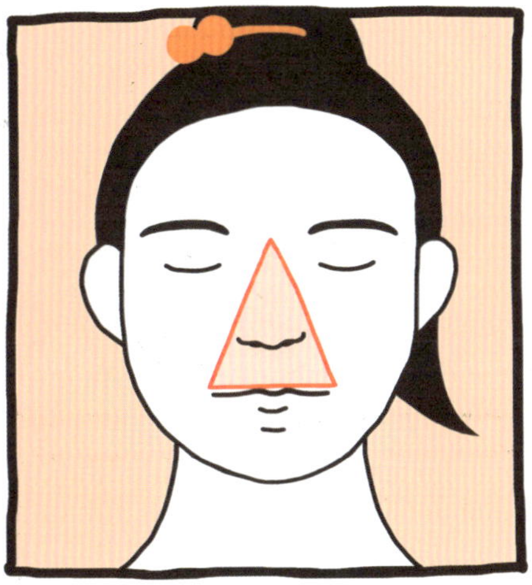

看到眉心和两侧嘴角连线形成的三角形了吗？这个区域的血管丰富，很多是通向大脑的，如果随便挤这个区域的痘痘，细菌很有可能进入大脑引发炎症。

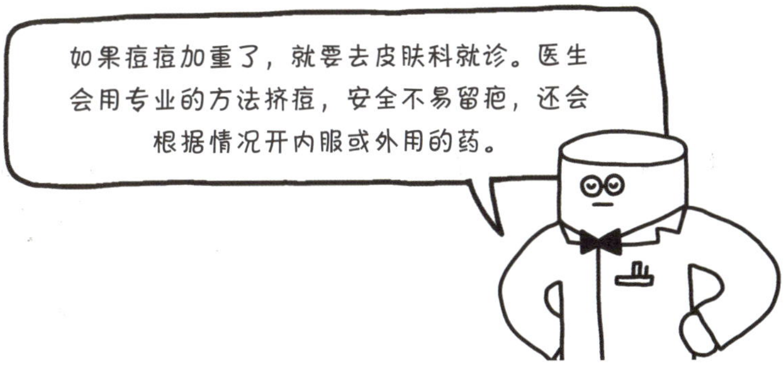


## 对青春痘有效的绿茶洁面法

长痘痘时，最重要的是洁面。常见的绿茶包也对祛痘有帮助。

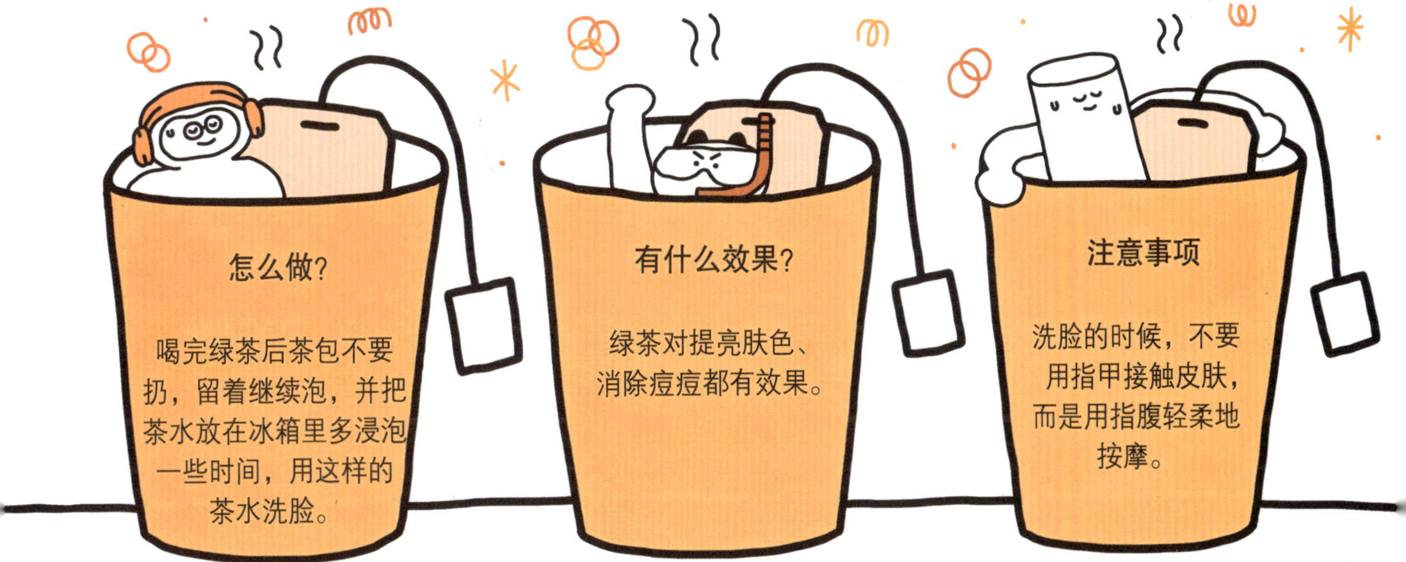
怎么做？
喝完绿茶后茶包不要扔，留着继续泡，并把茶水放在冰箱里多浸泡一些时间，用这样的茶水洗脸。
有什么效果？
绿茶对提亮肤色、消除痘痘都有效果。
注意事项
洗脸的时候，不要用指甲接触皮肤，而是用指腹轻柔地按摩。

## 既来之，则安之

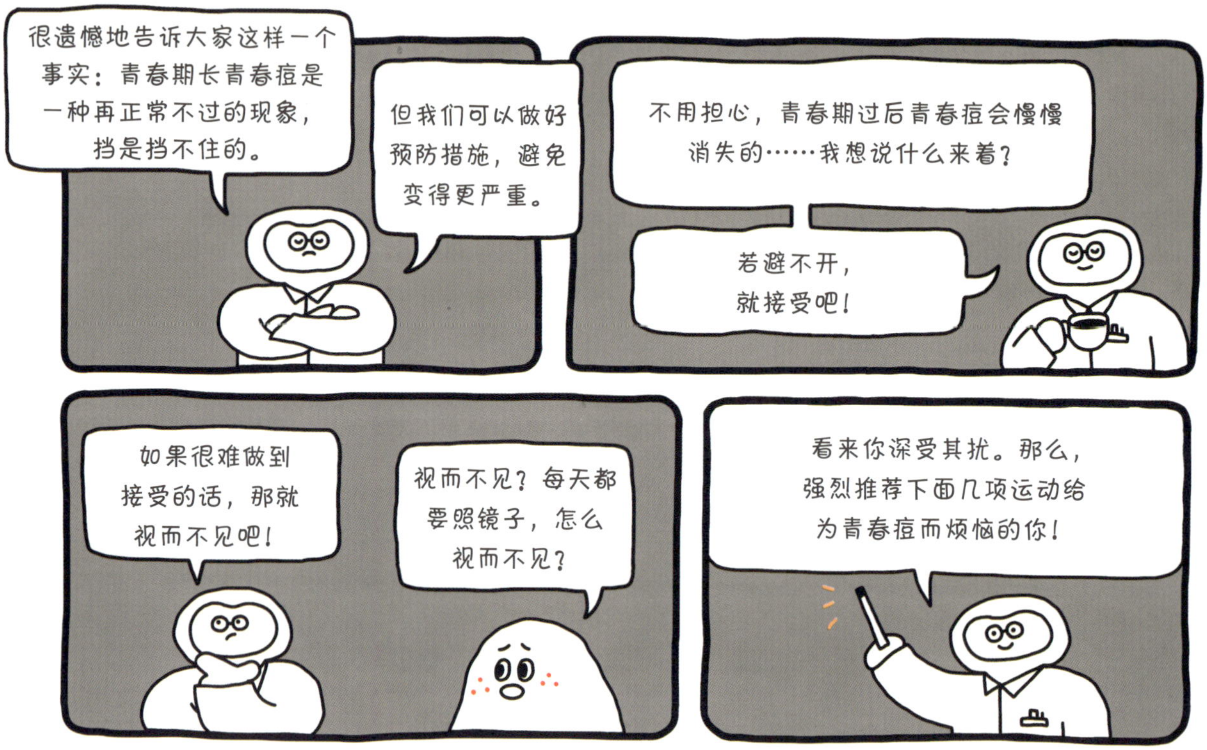


### 用简单的运动调节心情

运动可以促进血液循环，调节皮脂分泌。因此，运动不仅能调节情绪，还对治疗痘痘有帮助。

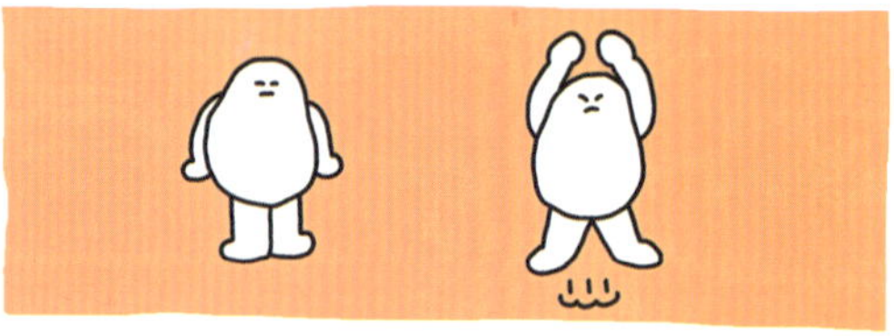

**跳跃运动**

随便找一块平坦的地面就能做的简单运动。立正，吸气；跳跃的同时，双手挥过头顶，拍手并吐气；落地回到立正姿势。如此反复。

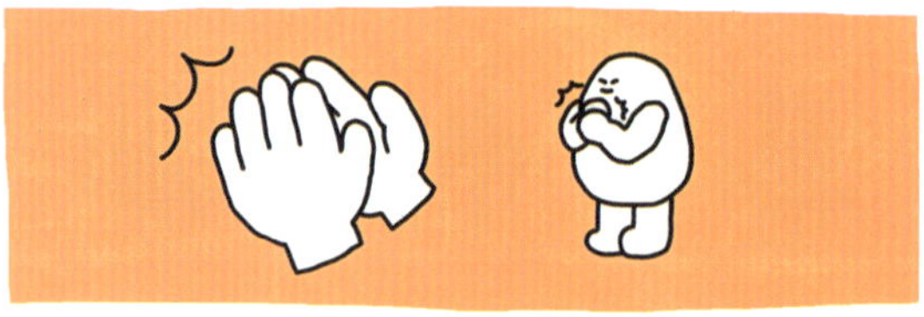

**拍手**

手部分布着许多血管，当它们受到刺激，血液循环就会活跃起来。观看紧张的比赛时，欣赏精彩的演出时，多多鼓掌，不要吝啬你的力气。

## 与有相同烦恼的朋友聊天

自己在家盯着镜子看只会徒增烦恼。这时应该叫上几个跟自己“同病相怜”的小伙伴，一起聊聊天，诉说有关青春痘等皮肤问题的烦恼，如果能一边享受美食一边谈心就更棒了。

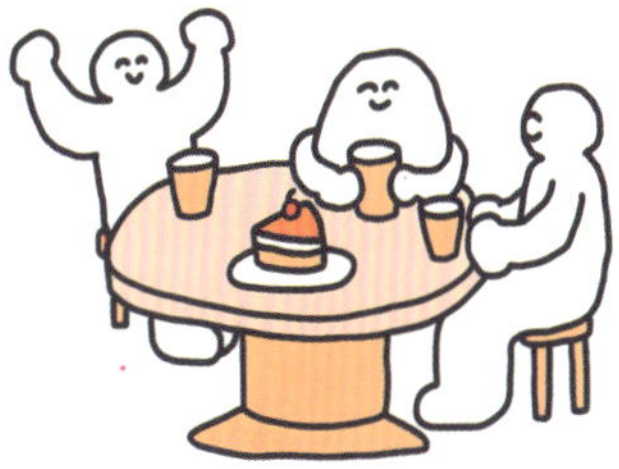

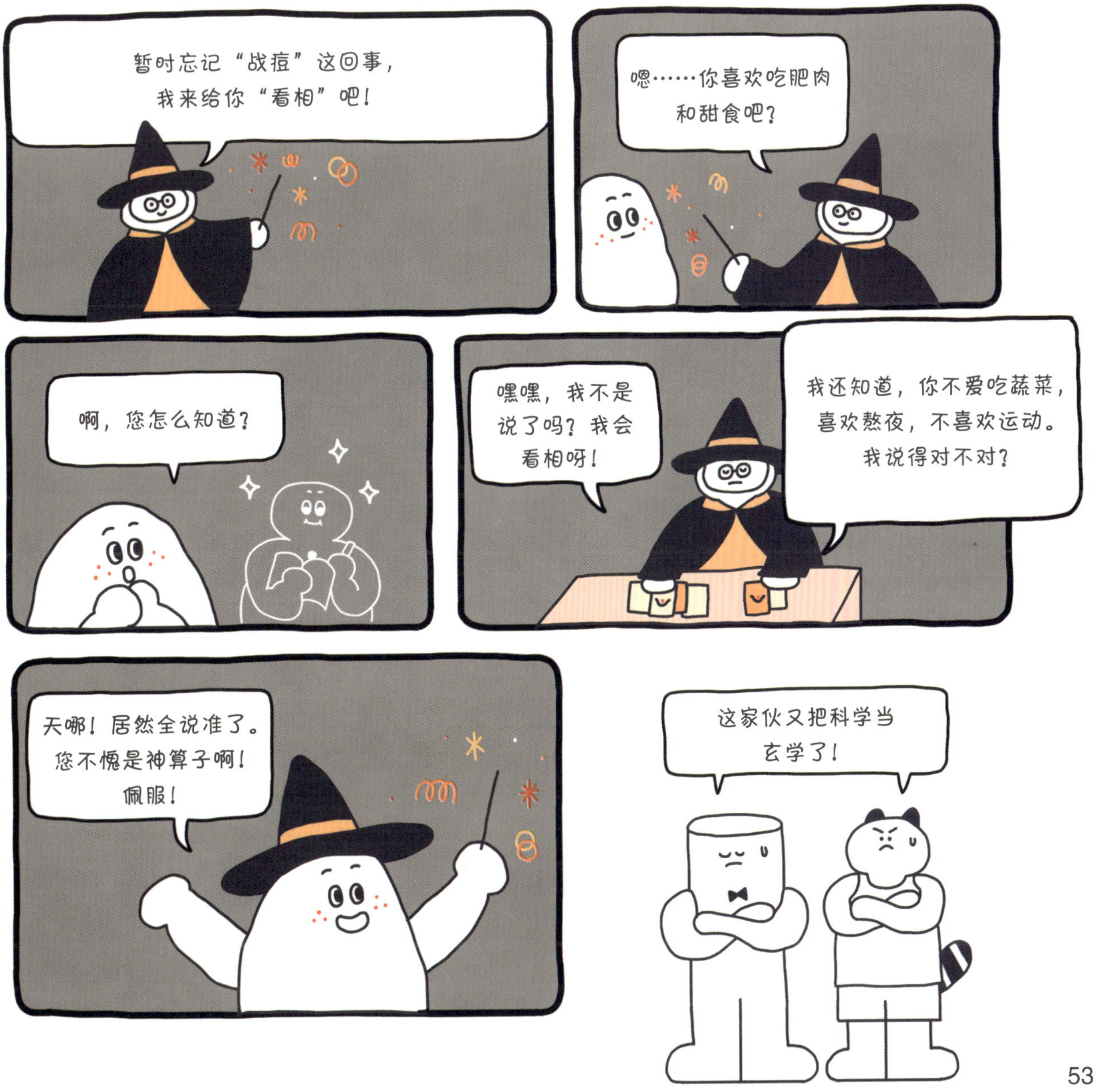

暂时忘记“战痘”这回事，我来给你“看相”吧！
嗯……你喜欢吃肥肉和甜食吧？
啊，您怎么知道？
嘿嘿，我不是说了吗？我会看相呀！
我还知道，你不爱吃蔬菜，喜欢熬夜，不喜欢运动。我说得对不对？
天哪！居然全说准了。您不愧是神算子啊！佩服！
这家伙又把科学当玄学了！

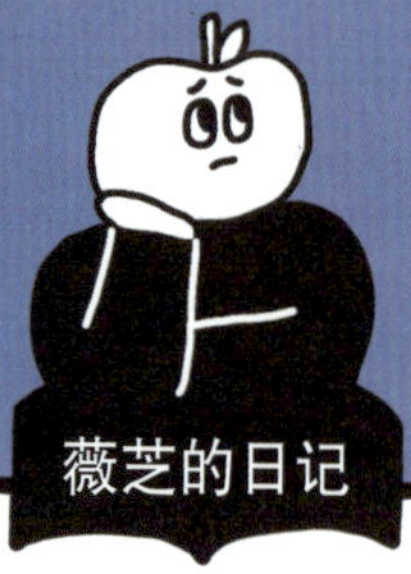
薇芝的日记

# 月经是未知的世界

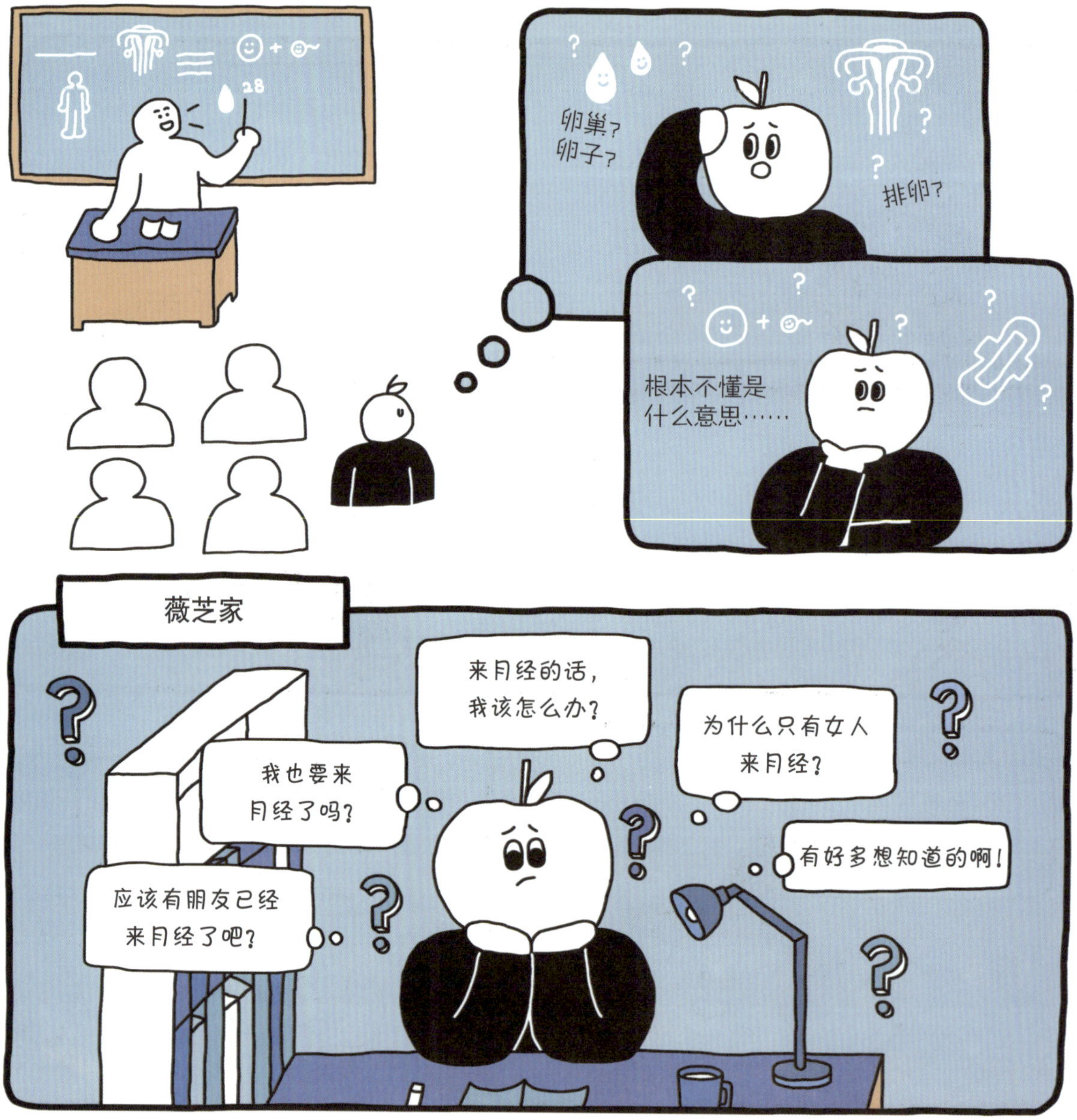
卵巢？
卵子？
排卵？
根本不懂是什么意思……
薇芝家
来月经的话，我该怎么办？
为什么只有女人来月经？
我也要来月经了吗？
有好多想知道的啊！
应该有朋友已经来月经了吧？

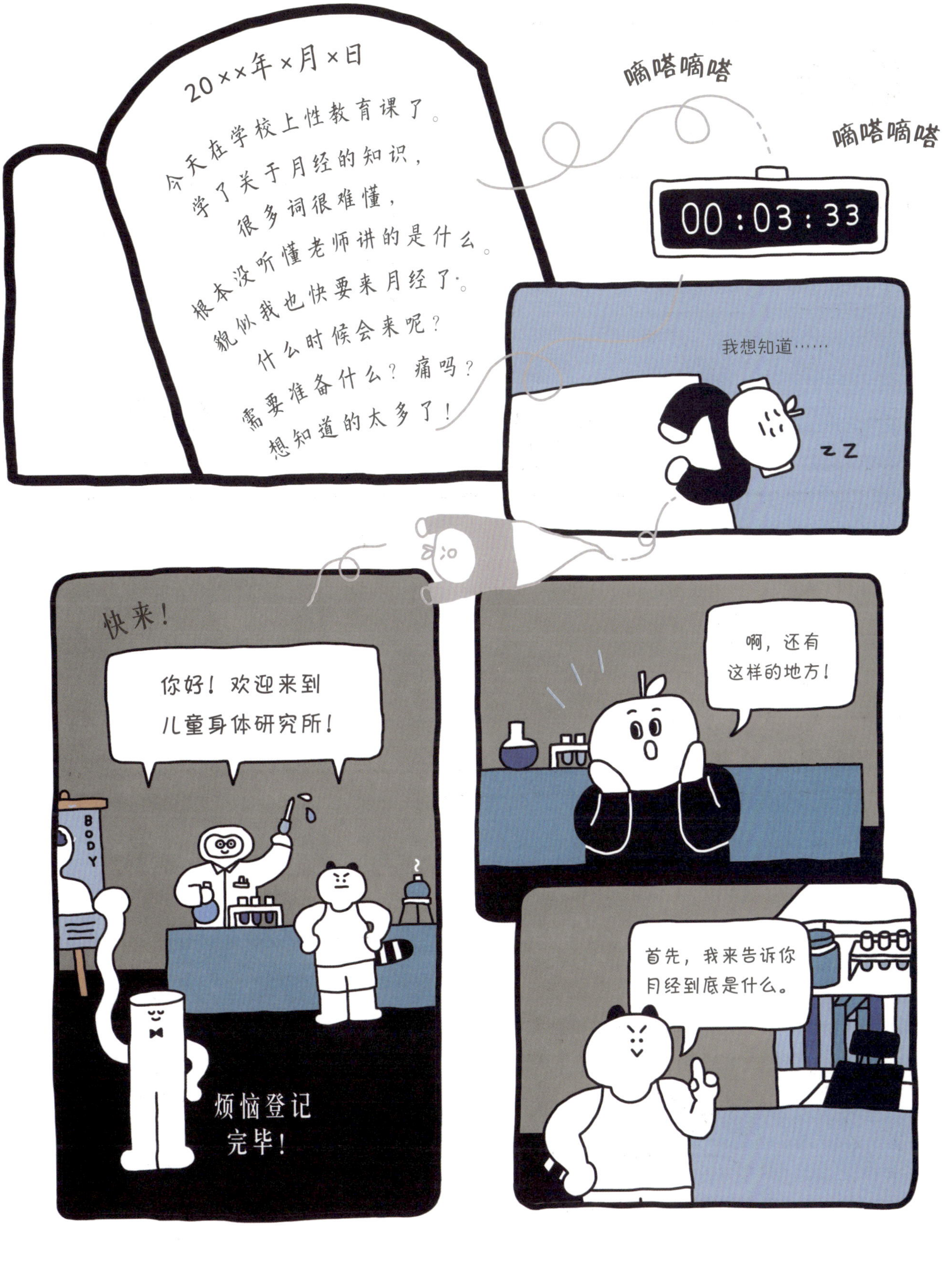
20××年×月×日
今天在学校上性教育课了。
学了关于月经的知识，
很多词很难懂，
根本没听懂老师讲的是什么。
貌似我也快要来月经了。
什么时候会来呢？
需要准备什么？痛吗？
想知道的太多了！
嘀嗒嘀嗒
嘀嗒嘀嗒
00:03:33
我想知道……
z Z
快来！
你好！欢迎来到
儿童身体研究所！
BODY
烦恼登记
完毕！
啊，还有
这样的地方！
首先，我来告诉你
月经到底是什么。

## 发育的信号——月经初潮

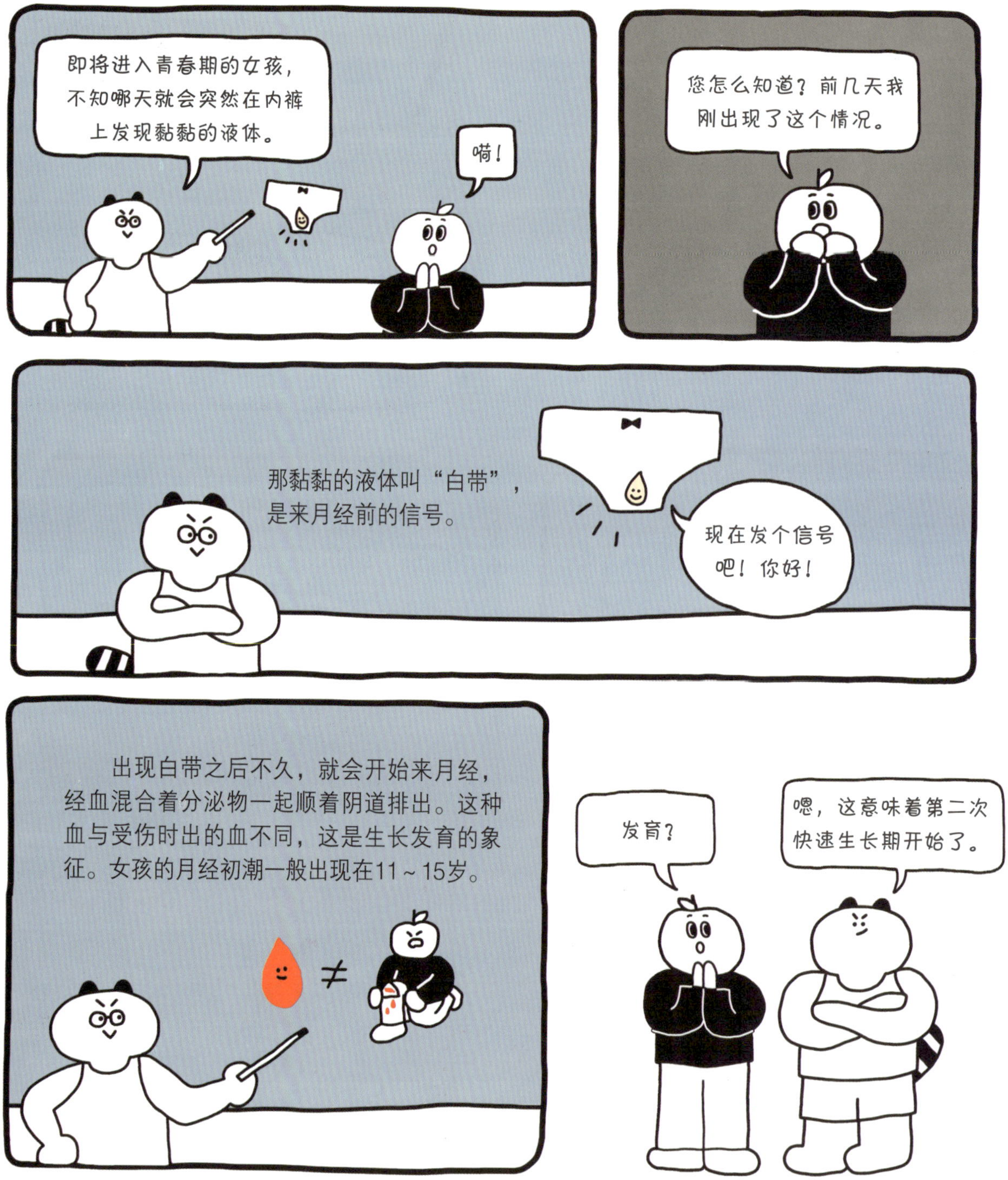

即将进入青春期的女孩，不知哪天就会突然在内裤上发现黏黏的液体。
嗬！
您怎么知道？前几天我刚出现了这个情况。
那黏黏的液体叫“白带”，是来月经前的信号。
现在发个信号吧！你好！
出现白带之后不久，就会开始来月经，经血混合着分泌物一起顺着阴道排出。这种血与受伤时出的血不同，这是生长发育的象征。女孩的月经初潮一般出现在11～15岁。
≠
发育？
嗯，这意味着第二次快速生长期开始了。

## 月经的过程

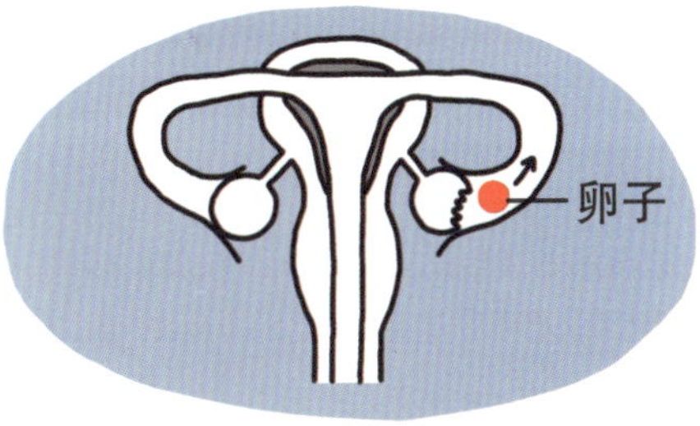


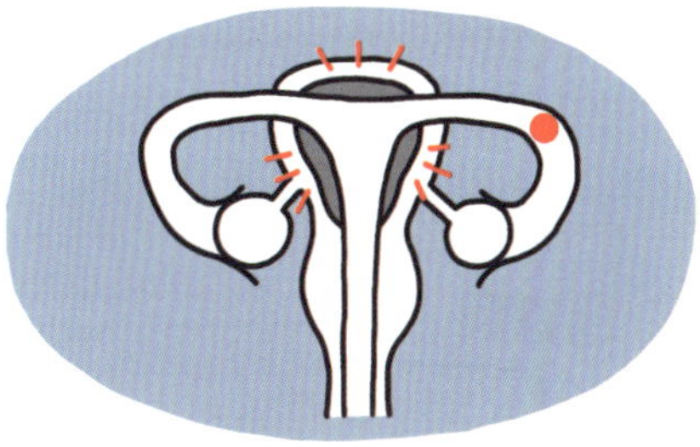

开始第二性征的女性，其卵巢大约每28天就会将发育成熟的卵子输送到子宫。

之后，随着雌激素的变化，子宫内壁变厚。

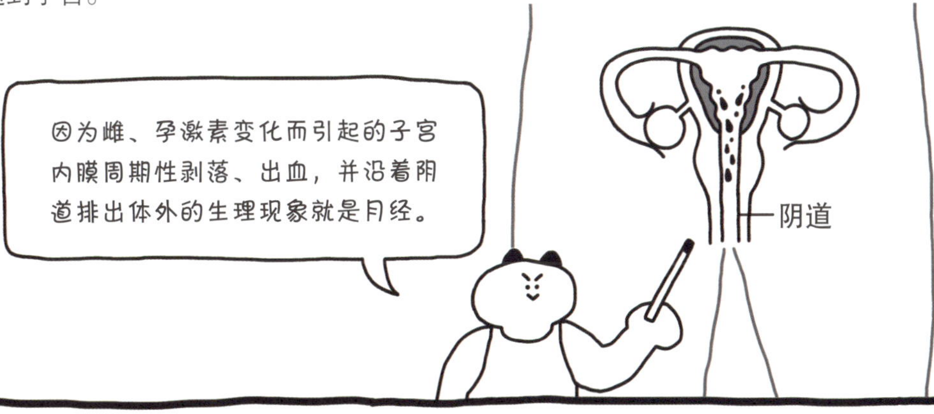
因为雌、孕激素变化而引起的子宫内膜周期性剥落、出血，并沿着阴道排出体外的生理现象就是月经。
阴道

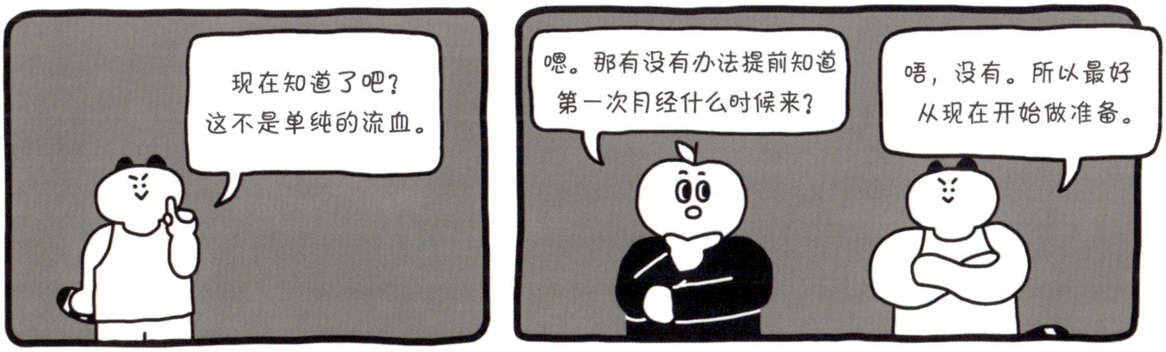
现在知道了吧？这不是单纯的流血。
嗯。那有没有办法提前知道第一次月经什么时候来？
唔，没有。所以最好从现在开始做准备。

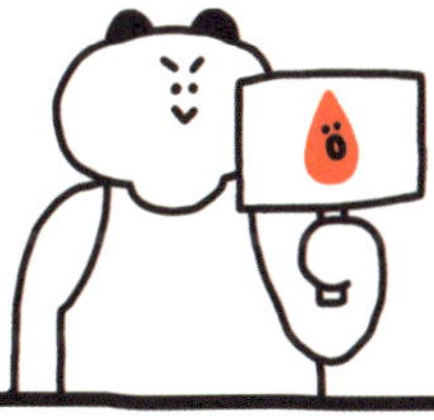

### 如果突然来月经怎么办？

如果家长和朋友都不在身边，可以向周围的女士求助。在学校的话还可以直接去医务室，医生会给你卫生巾并告诉你怎么用。

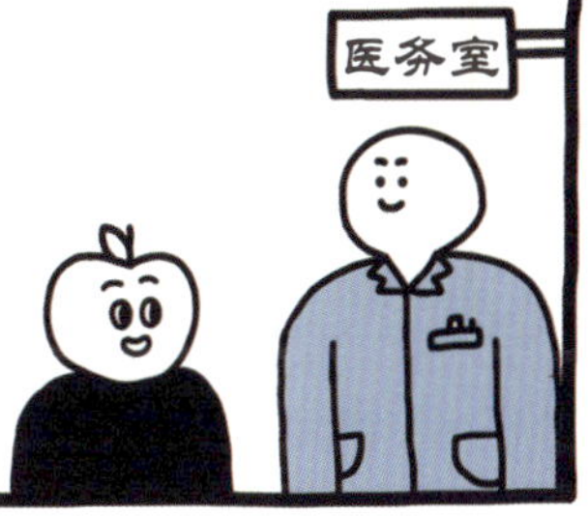
医务室

# 计算月经周期

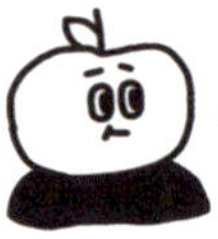

月经初潮之后，每天都要准备卫生巾吗？
如果能提前知道什么时候来月经就好了。

月经是有规律、有周期的，因此可以推测下次
月经开始的时间，提前做好准备。

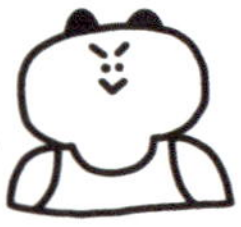

## 月经推算法

❶ 把上个月月经开始的时间标在台历上。

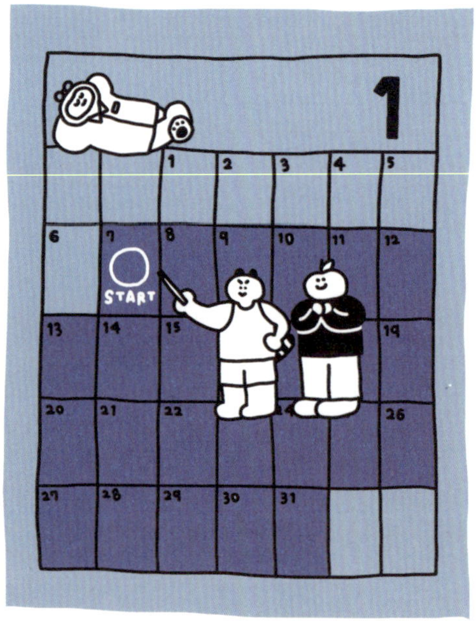


假设上个月是1月7日来的月经。

❷ 把这个月月经开始的时间标在台历上。这两个日期之间的天数，就是你的月经周期。

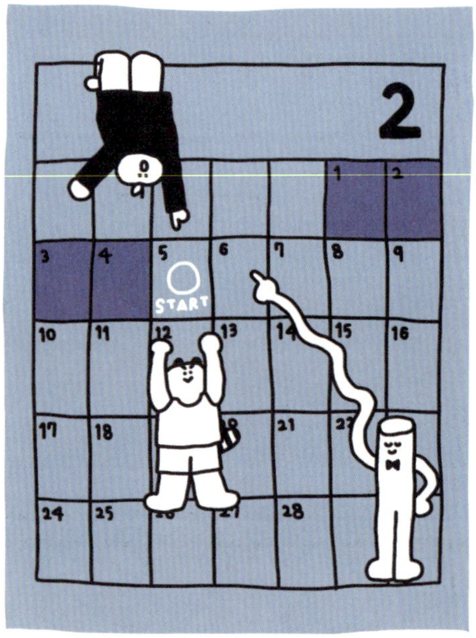


如果这个月月经是从2月5日开始的，那么周期就是29天。

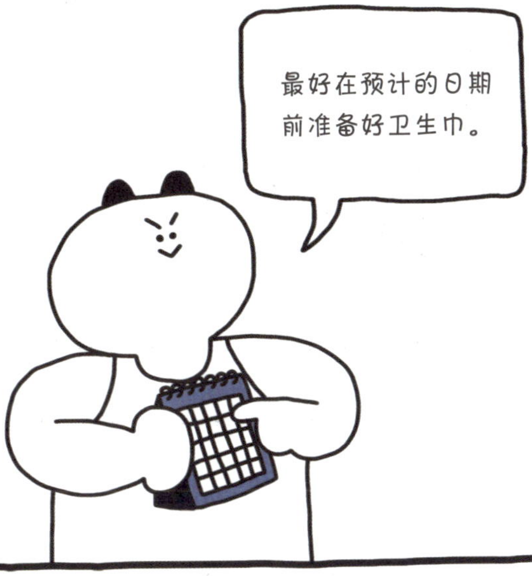
最好在预计的日期前准备好卫生巾。

❸ 从这个月月经第一天算起，数一个周期，周期后的第一天差不多就是下次月经到来的时间。

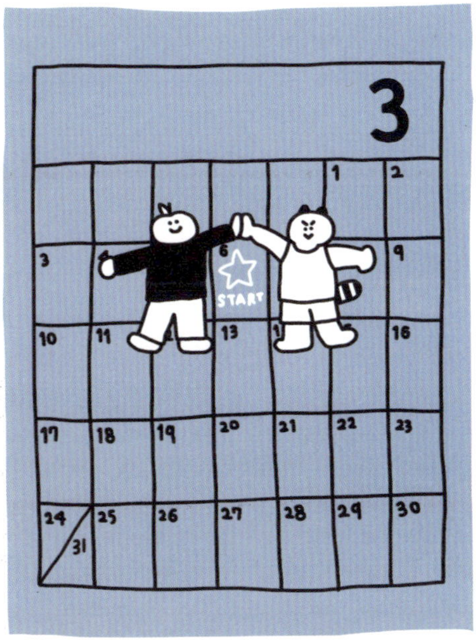
3
START

29天后的3月6日差不多就是下次月经到来的日子。

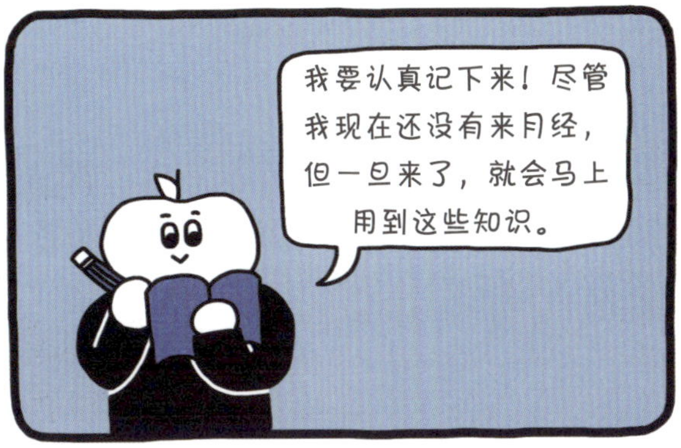
我要认真记下来！尽管我现在还没有来月经，但一旦来了，就会马上用到这些知识。

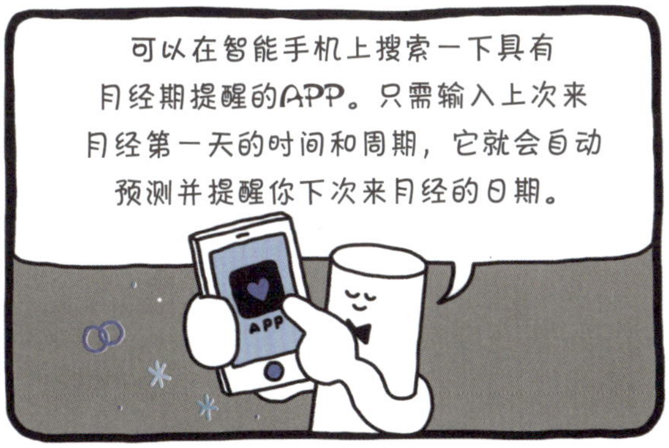
可以在智能手机上搜索一下具有月经期提醒的APP。只需输入上次来月经第一天的时间和周期，它就会自动预测并提醒你下次来月经的日期。
APP

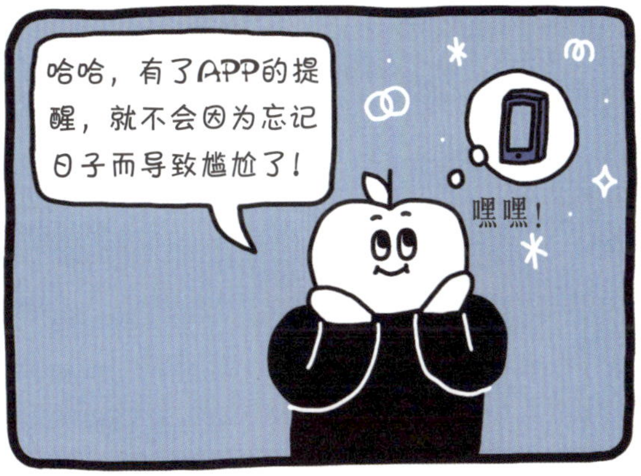
哈哈，有了APP的提醒，就不会因为忘记日子而导致尴尬了！
嘿嘿！

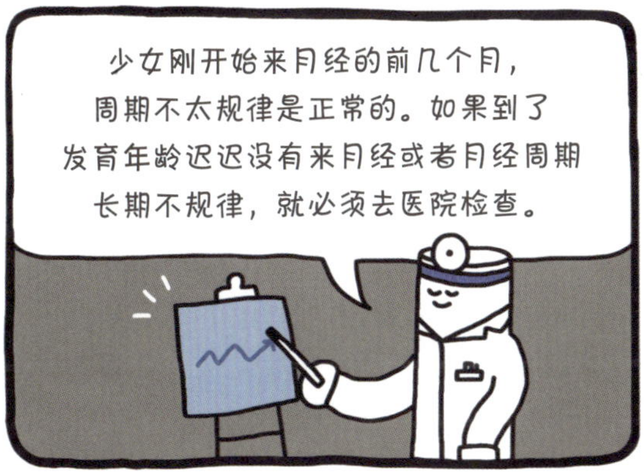
少女刚开始来月经的前几个月，周期不太规律是正常的。如果到了发育年龄迟迟没有来月经或者月经周期长期不规律，就必须去医院检查。

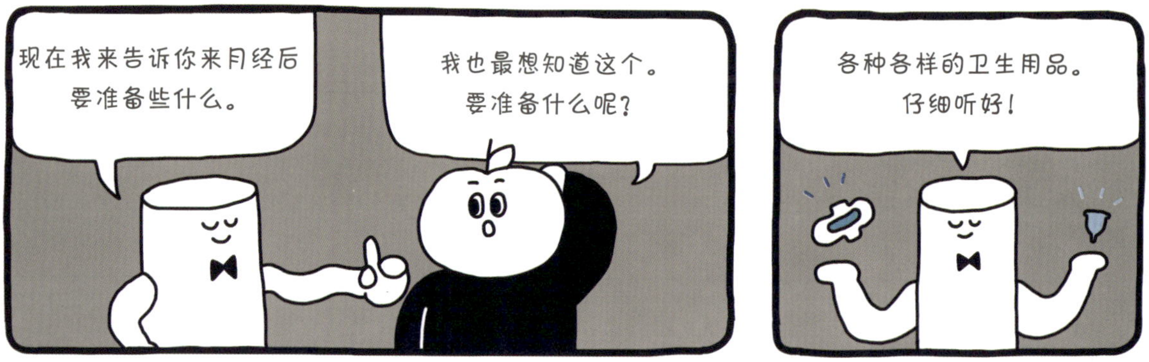
现在我来告诉你来月经后要准备些什么。
我也最想知道这个。要准备什么呢？
各种各样的卫生用品。仔细听好！

## 各种各样的卫生用品

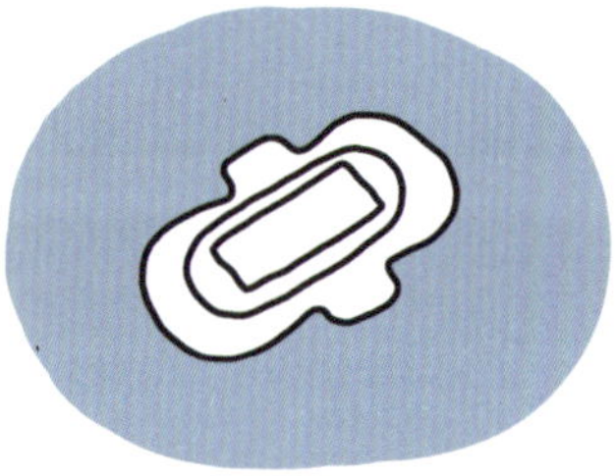

### 一次性卫生巾

这是最常用的，贴在内裤上的卫生巾。有带护翼和不带护翼两种。两侧的护翼不仅能起到防侧漏的作用，还有助于防移位，更安全些。一次性卫生巾还分为迷你型、日用型和夜用型，可以根据月经量的多少来选择。晚上睡觉时可以使用加长的夜用型。

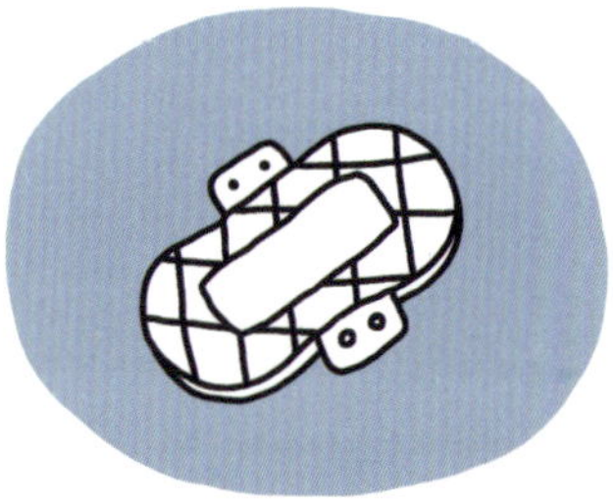

### 棉布卫生巾

可以清洗并反复使用的卫生巾，月经量多的时候必须勤换洗。其优点是不含有害的化学物质，比较安全；缺点是不适合外出时使用，太不方便。这里有个小贴士，清洗不能用热水，否则血渍不容易洗掉。

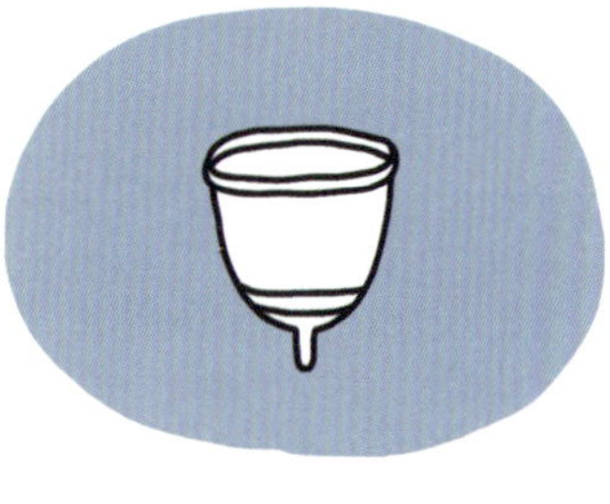

### 月经杯

用医用硅胶、乳胶或橡胶制成的小容器，来月经时放入阴道内使用，分一次性的和可清洗的。适合成人。

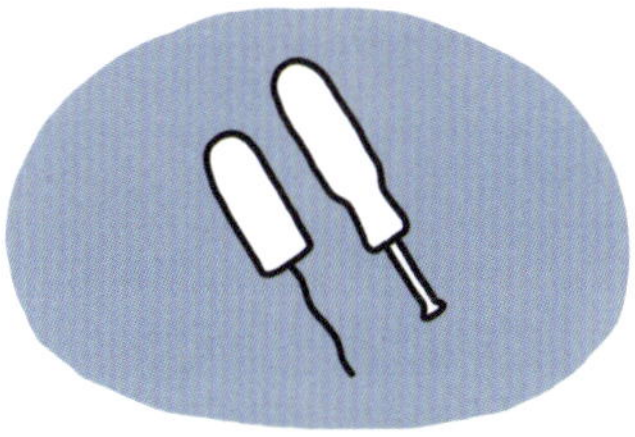

### 内置棉条

与月经杯一样，是内置使用的，适合成人。与月经杯不同的是，内置棉条都是一次性的，不能循环使用。其优点是运动的时候比较方便。

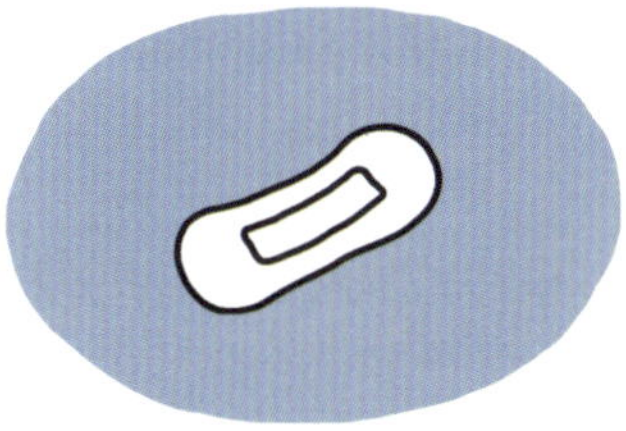

### 卫生护垫

外形与一次性卫生巾差不多，但小很多、薄很多。一般在月经刚来以及月经快要结束时，或者白带较多时使用。

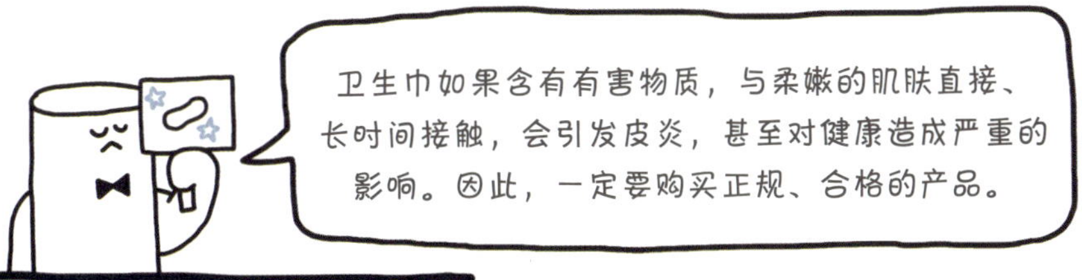


## 选择一次性卫生巾的小贴士

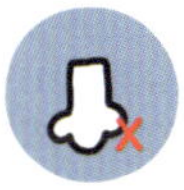

### 选择无香型的

香料中可能含有会引起过敏的化学物质。

### 不要选择超吸水型卫生巾

吸水性越好，可能所含的化学物质越多。

### 不要选颜色过白的

漂白剂具有腐蚀性，经过漂白的卫生巾可能会给肌肤造成灼烧感，危害很大。

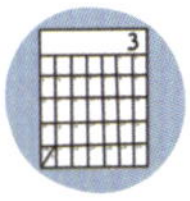

### 不选临近保质期的

卫生巾也有保质期。不论是买正价商品还是打折促销商品，都要注意看一下生产日期和保质期。

### 每两小时左右换一次卫生巾

卫生巾使用时间越长，滋生的细菌也就越多。所以要做到及时更换，白天每两小时至少更换一次。

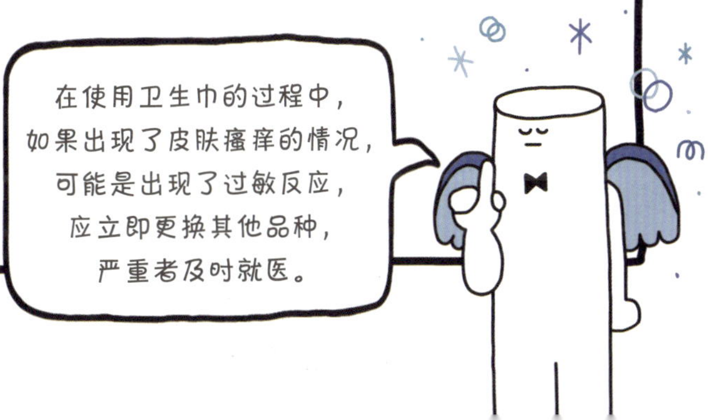
在使用卫生巾的过程中，
如果出现了皮肤瘙痒的情况，
可能是出现了过敏反应，
应立即更换其他品种，
严重者及时就医。

## 经期常备物品

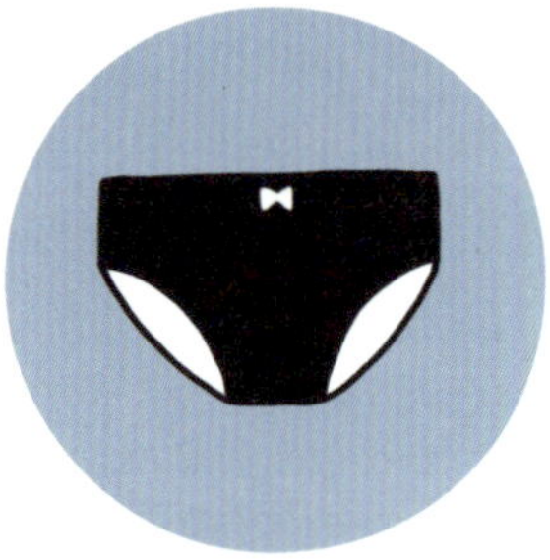

**经期专用内裤**

能有效防漏。月经期间穿它能安心许多。

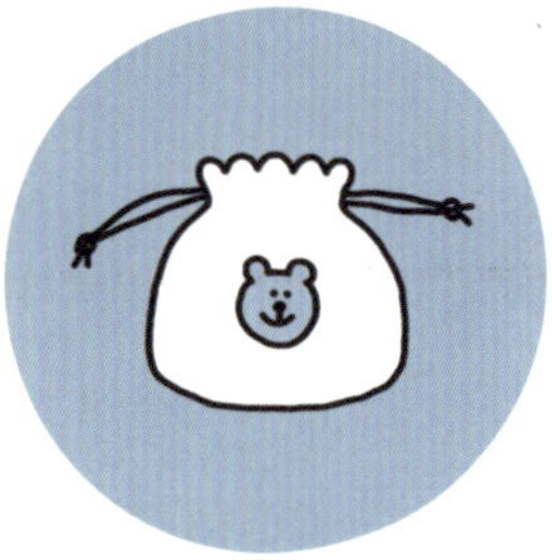

**小手袋**

装卫生巾、纸巾、消毒湿巾等随身物品。

**热水袋**

痛经的时候把它放在肚子上能缓解疼痛。

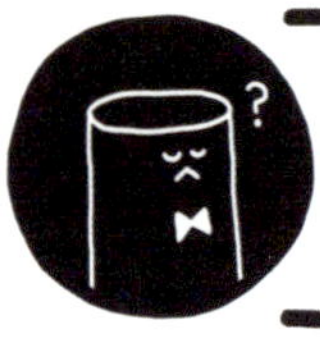

## 痛经时这样做

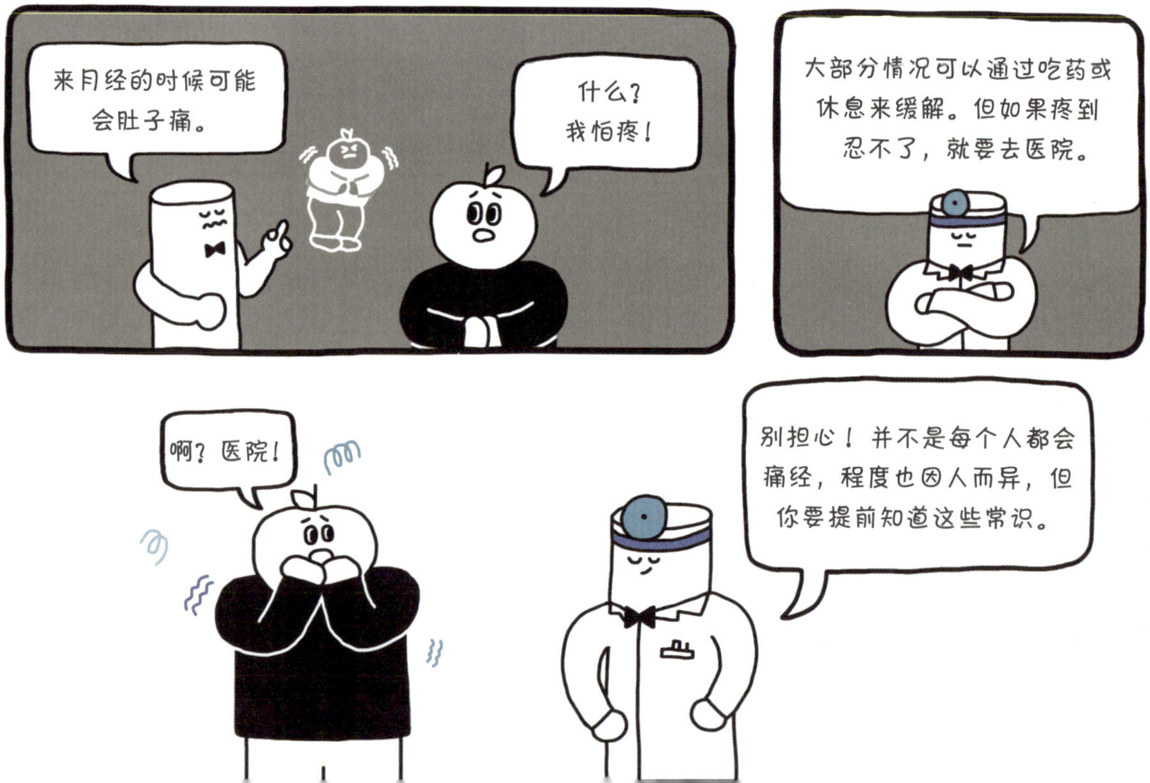

## 问题1

经期应该怎样着装？

①
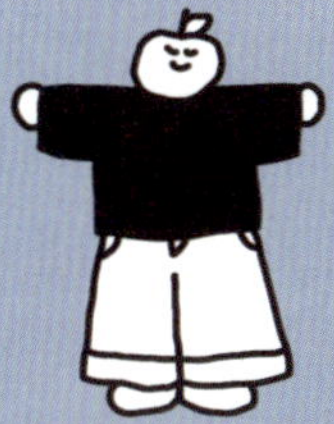
穿宽松的

②
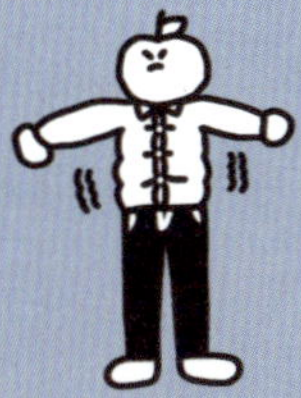
穿紧身的

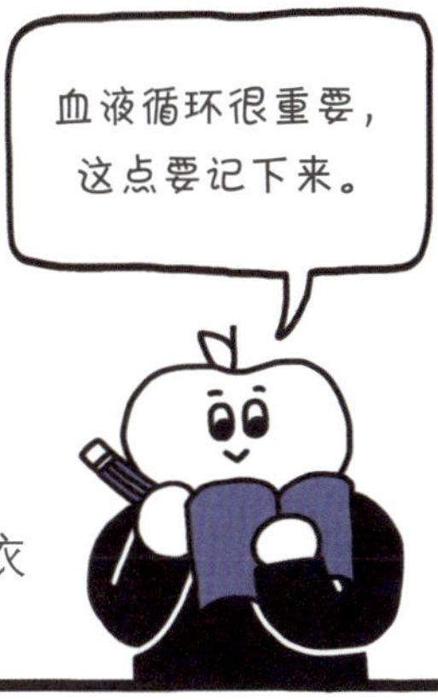


**答案：①** 血液循环不好的话会引起生理痛。经期要穿宽松的上衣和裤子，尤其不要把肚子和腰部勒得太紧。

## 问题2

请选择对缓解痛经有帮助的饮食。

①
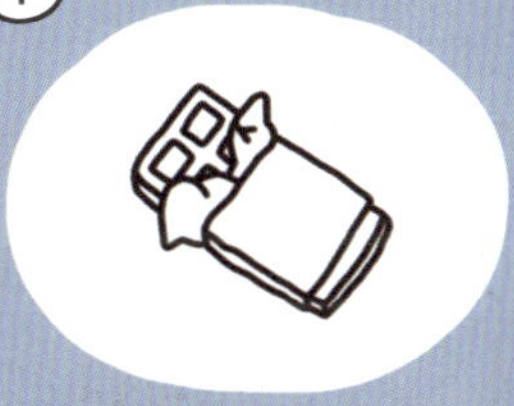
香甜的巧克力

②
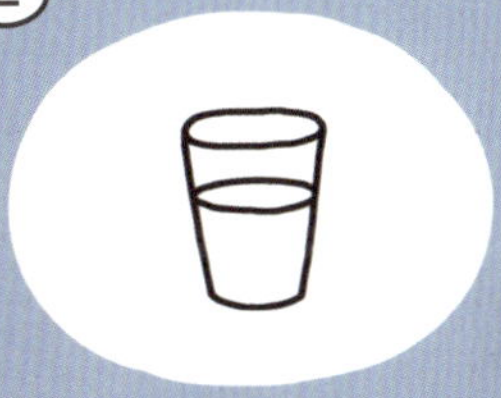
热水

③

方便面

**答案：②** 经期不要喝冷饮，尽量吃热的食物，保持良好的血液循环。巧克力有助于舒缓情绪，但经期不宜多吃，因为它含有咖啡因，会刺激子宫收缩，从而引发痛经。

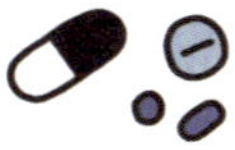

如果很疼，可以吃止痛药缓解，但不建议长期服用。如果痛经是规律性出现，可以提前服药。特别提醒大家，不论何时我们出现任何不舒服，都要及时告诉家长，及时就医，在医生的指导下吃药。

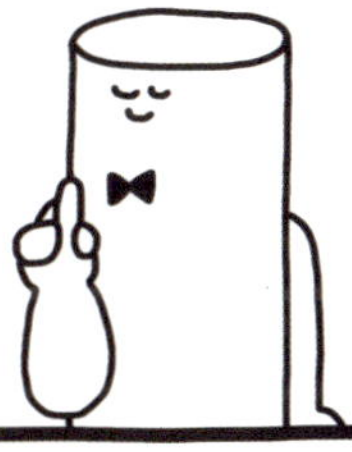

## 跟着做！改善痛经的体操

### 按压膝盖

坐下，双腿弯曲，脚掌相对，用双手轻轻地按压两边膝盖3~6次。

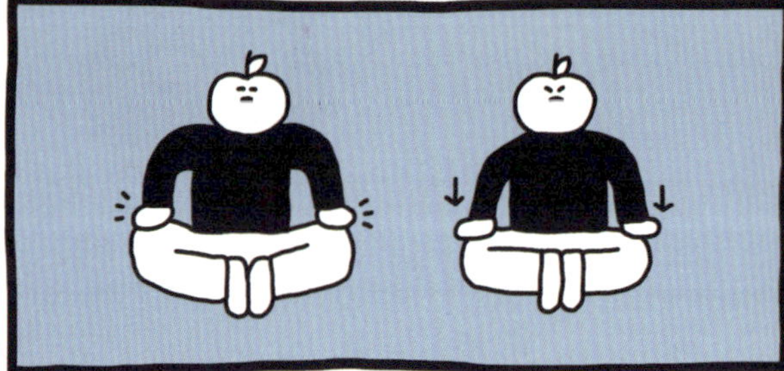

### 站立转腰

双脚齐肩站立，双手叉腰，在膝盖舒展的状态下，腰部慢慢地向左右两边各转动3次。

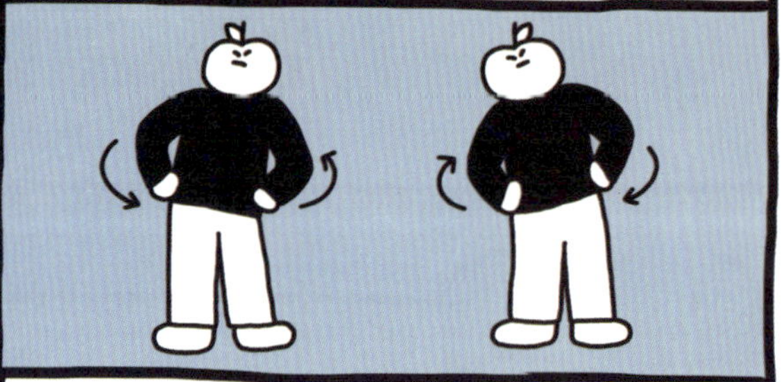

### 劈叉转腰

坐下，双腿分别向两侧伸直，伸展到舒服的位置即可，身体最大限度地分别向左右两边扭转。

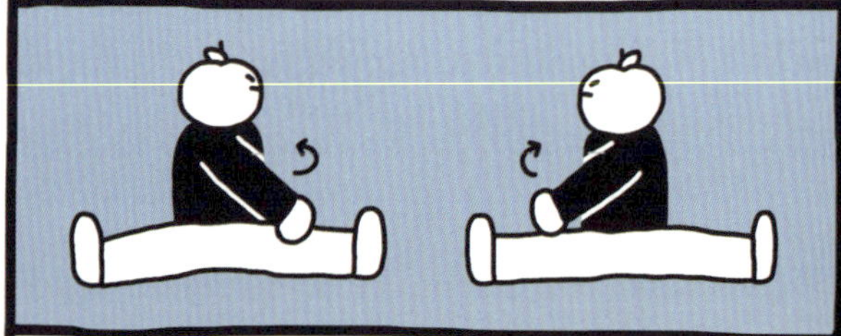

### 手指碰脚尖

坐下，双腿并拢向前伸直，身体前倾，尽量让手指碰到同侧脚尖。

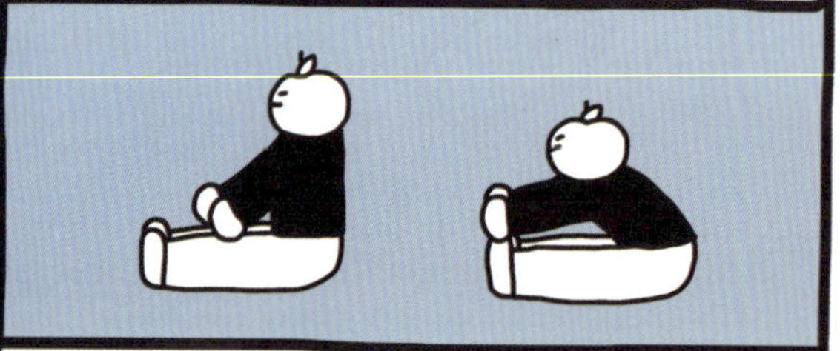

### 反弓式拉伸

趴在地板上，双手向后分别抓住同侧脚踝。以肚皮为支点，前后摇摆。

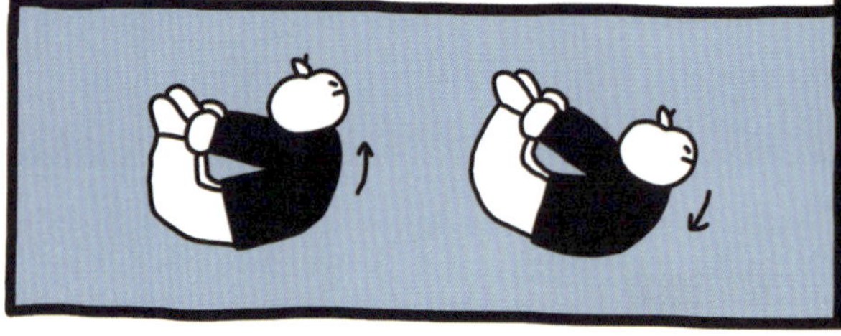

### 焐热小腹

平躺，身体保持舒展和放松，双手搓热后焐在小腹上。

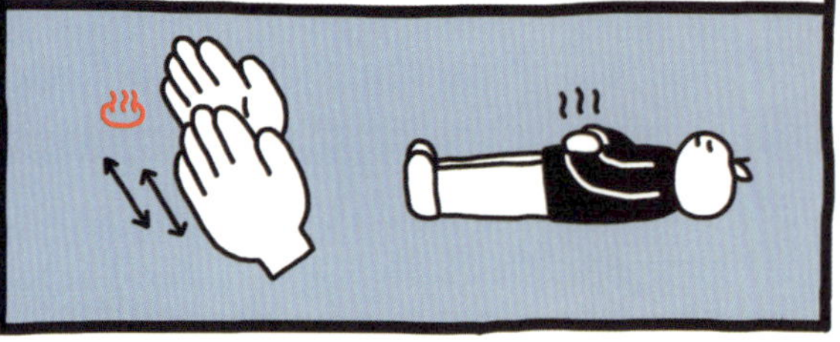

## 还想问两个问题

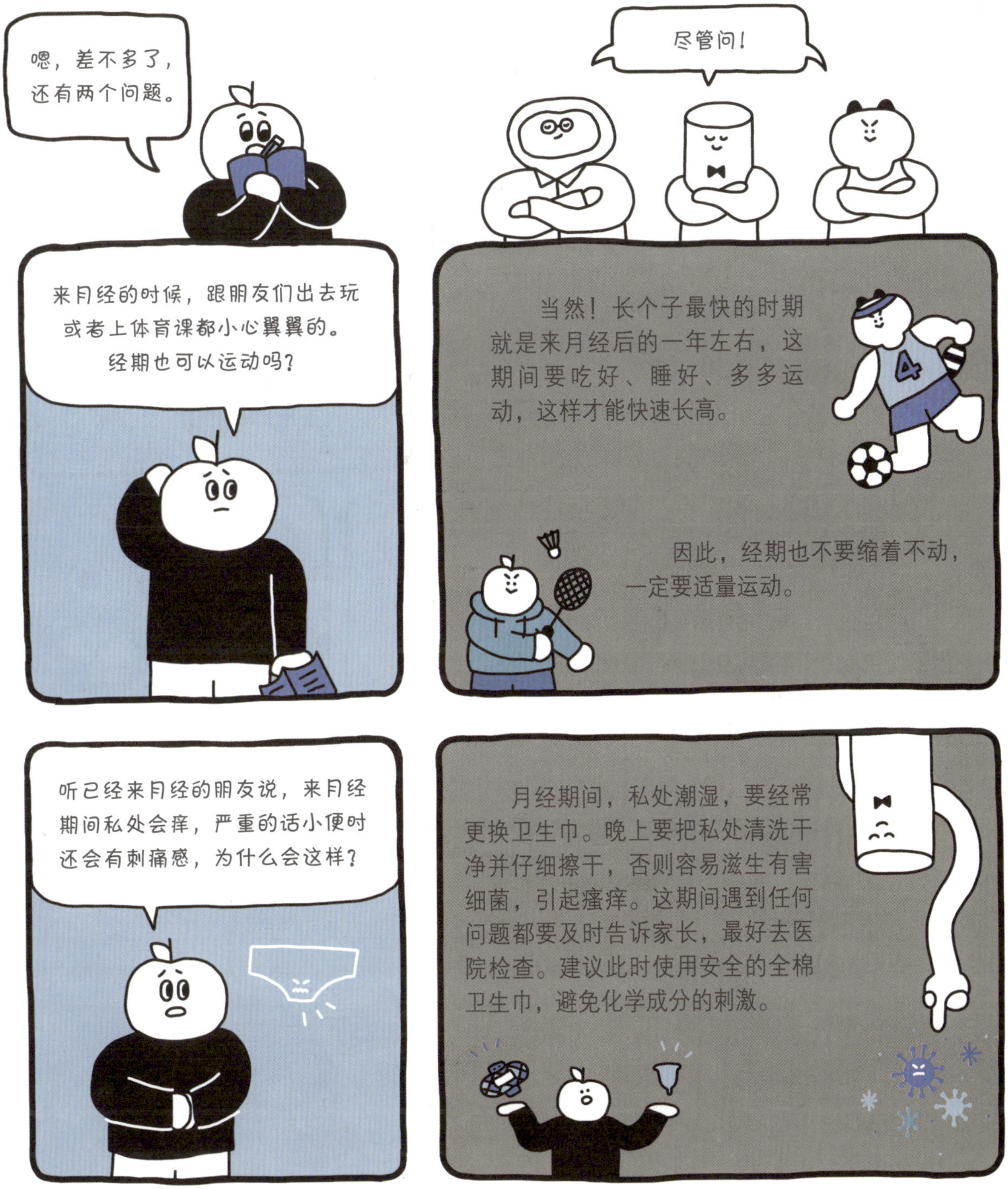

嗯，差不多了，还有两个问题。
尽管问！
来月经的时候，跟朋友们出去玩或者上体育课都小心翼翼的。经期也可以运动吗？
当然！长个子最快的时期就是来月经后的一年左右，这期间要吃好、睡好、多多运动，这样才能快速长高。
4
因此，经期也不要缩着不动，一定要适量运动。
听已经来月经的朋友说，来月经期间私处会痒，严重的话小便时还会有刺痛感，为什么会这样？
月经期间，私处潮湿，要经常更换卫生巾。晚上要把私处清洗干净并仔细擦干，否则容易滋生有害细菌，引起瘙痒。这期间遇到任何问题都要及时告诉家长，最好去医院检查。建议此时使用安全的全棉卫生巾，避免化学成分的刺激。

小宇的日记

# 这不是心理问题

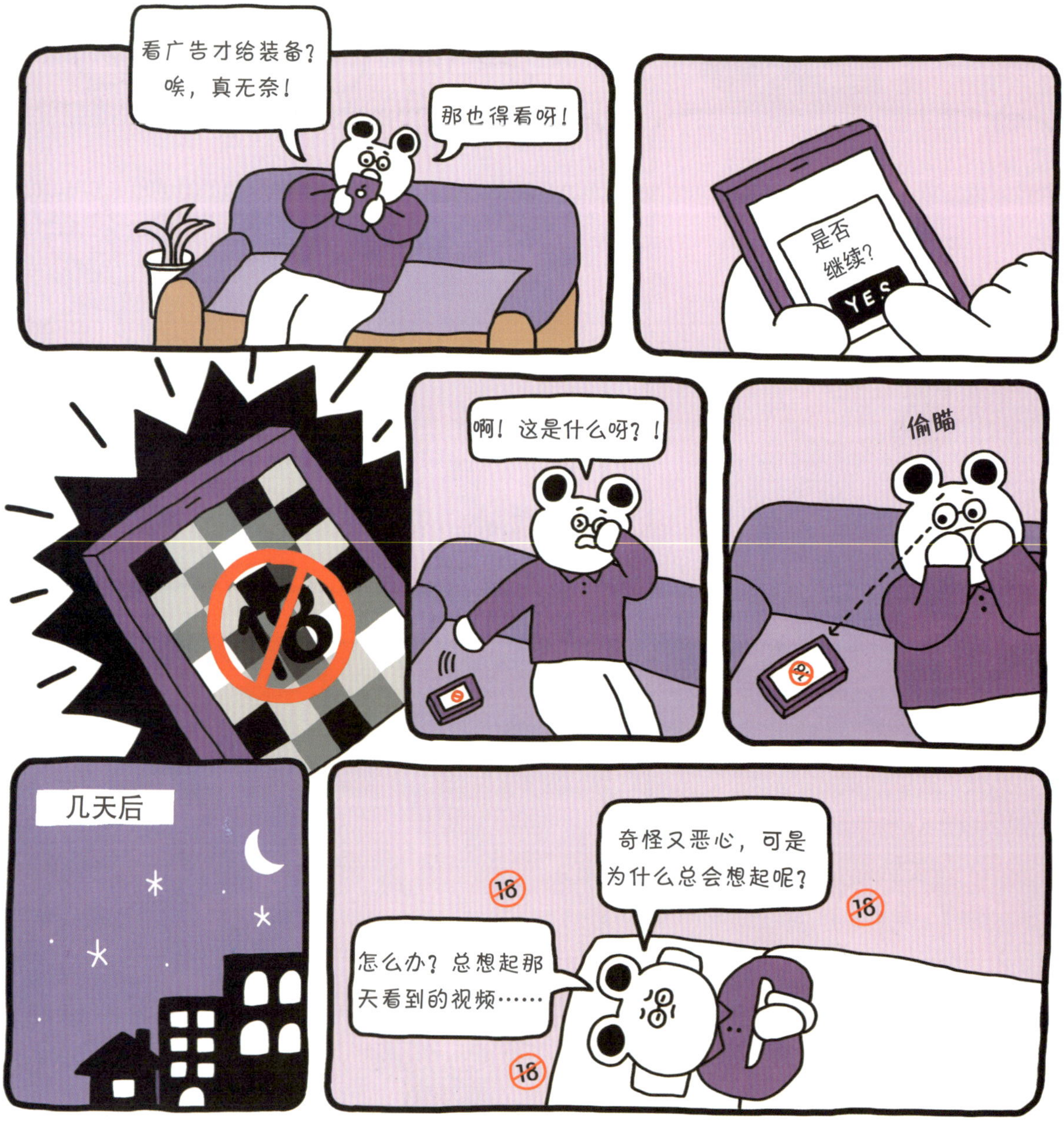

看广告才给装备？唉，真无奈！
那也得看呀！
是否继续？
YES
啊！这是什么呀？！
偷瞄
几天后
奇怪又恶心，可是为什么总会想起呢？
怎么办？总想起那天看到的视频……

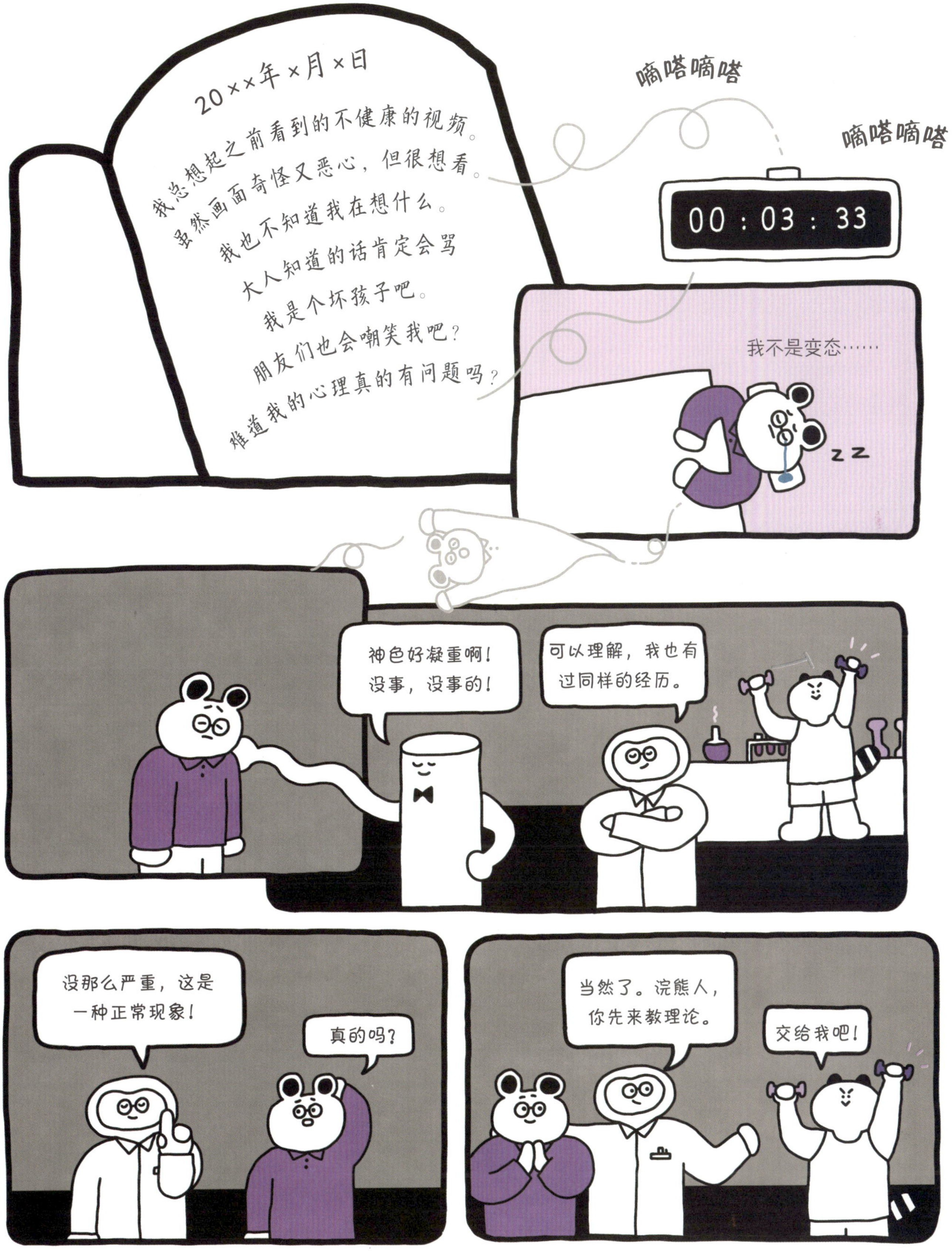

20××年×月×日
我总想起之前看到的不健康的视频。
虽然画面奇怪又恶心，但很想看。
我也不知道我在想什么。
大人知道的话肯定会骂
我是个坏孩子吧。
朋友们也会嘲笑我吧？
难道我的心理真的有问题吗？
嘀嗒嘀嗒
嘀嗒嘀嗒
00 : 03 : 33
我不是变态……
ZZ
神色好凝重啊！没事，没事的！
可以理解，我也有过同样的经历。
没那么严重，这是一种正常现象！
真的吗？
当然了。浣熊人，你先来教理论。
交给我吧！

## 这很正常

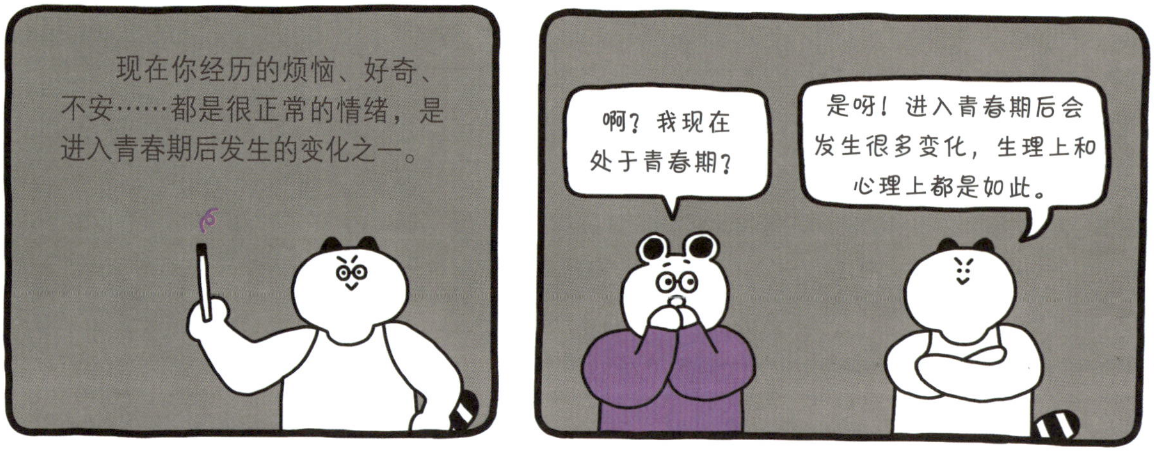
现在你经历的烦恼、好奇、不安……都是很正常的情绪，是进入青春期后发生的变化之一。
啊？我现在处于青春期？
是呀！进入青春期后会发生很多变化，生理上和心理上都是如此。

### 青春期的身体变化

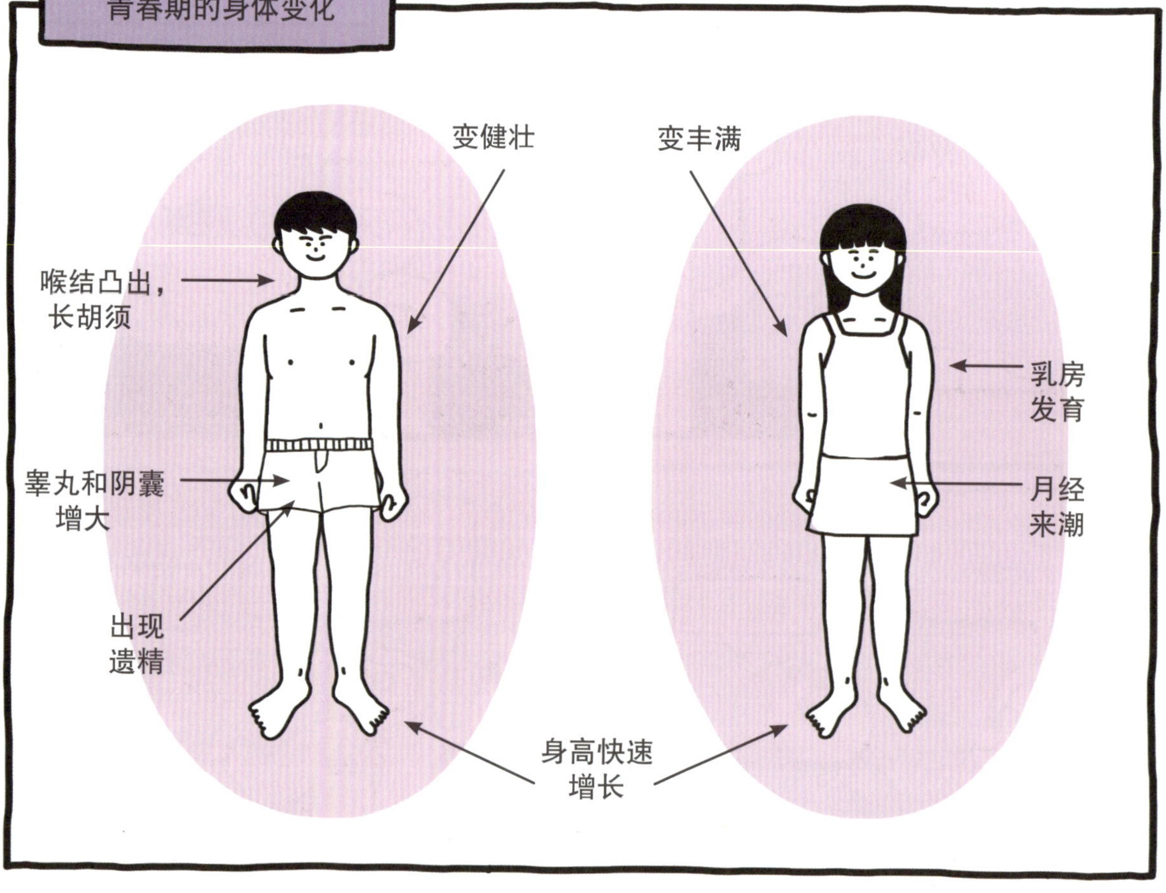

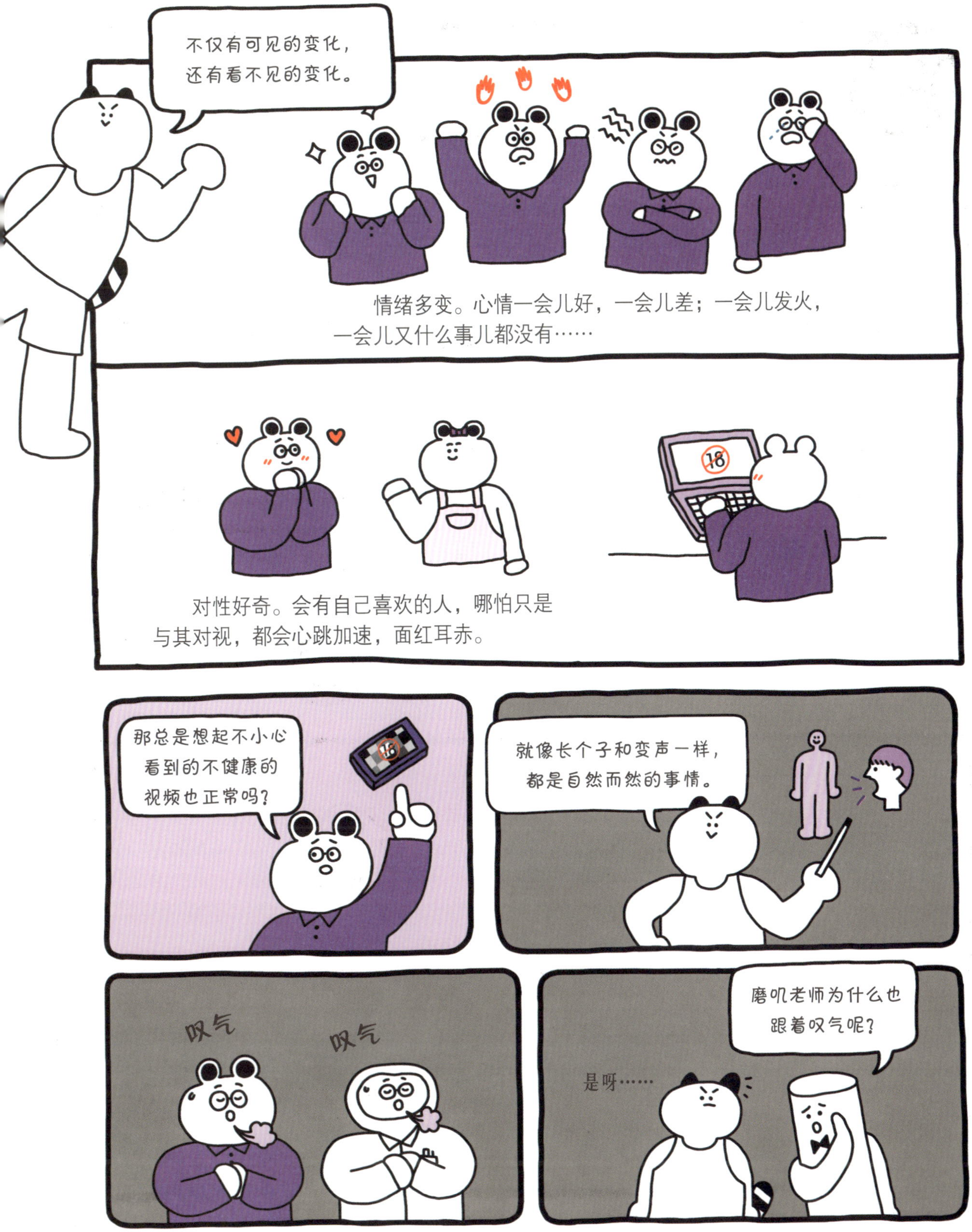

不仅有可见的变化，还有看不见的变化。
情绪多变。心情一会儿好，一会儿差；一会儿发火，一会儿又什么事儿都没有……
对性好奇。会有自己喜欢的人，哪怕只是与其对视，都会心跳加速，面红耳赤。
18
那总是想起不小心看到的不健康的视频也正常吗？
18
就像长个子和变声一样，都是自然而然的事情。
叹气
叹气
磨叽老师为什么也跟着叹气呢？
是呀……

## 什么是遗精

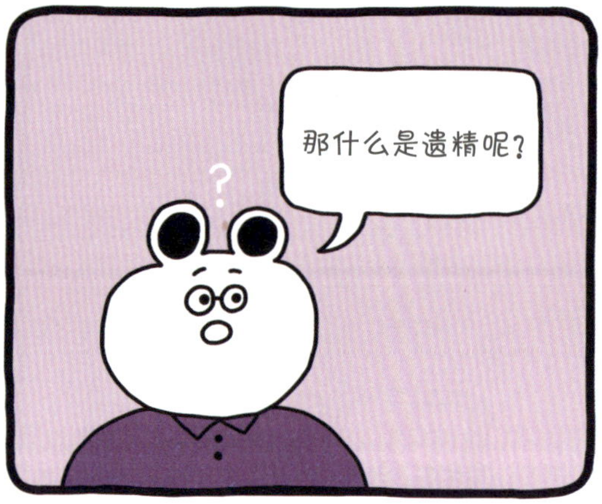
那什么是遗精呢？

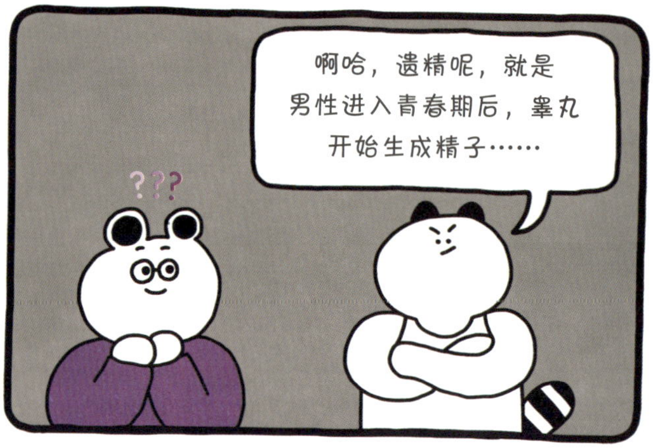
啊哈，遗精呢，就是
男性进入青春期后，睾丸
开始生成精子……

睾丸长在阴囊内，是生成精子的地方，睾丸每天都在生成精子。精子源源不断地进入附睾，并慢慢成熟。

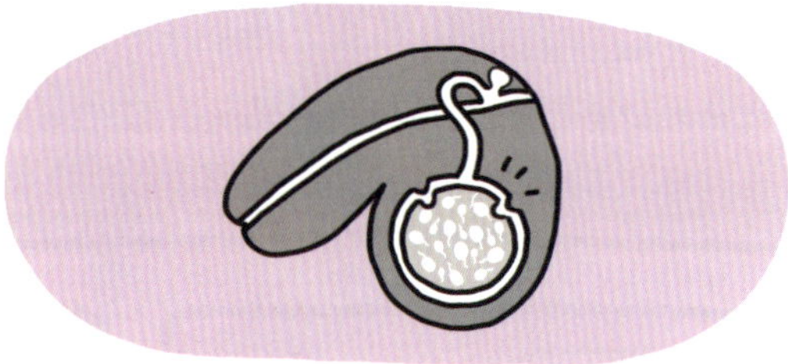

成熟后的精子存储于精囊腺中，由精浆为它们提供营养和能源。精子和精浆的混合物就叫作精液。

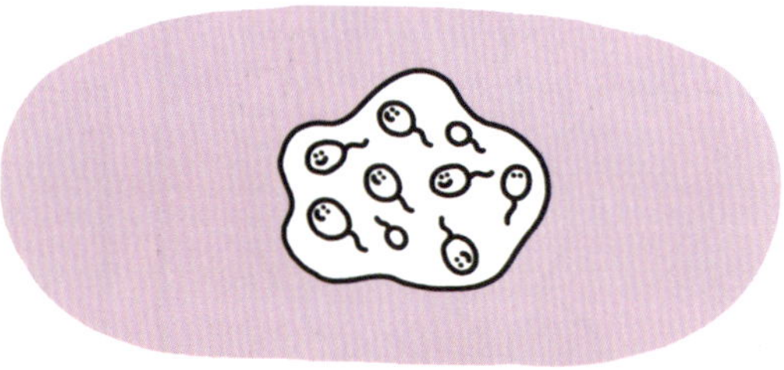

精液通过阴茎排出体外的过程叫射精。而遗精就是在睡觉时，不知不觉射精的生理现象。这是很正常的，因此，以后出现这种情况不用惊讶和担心。

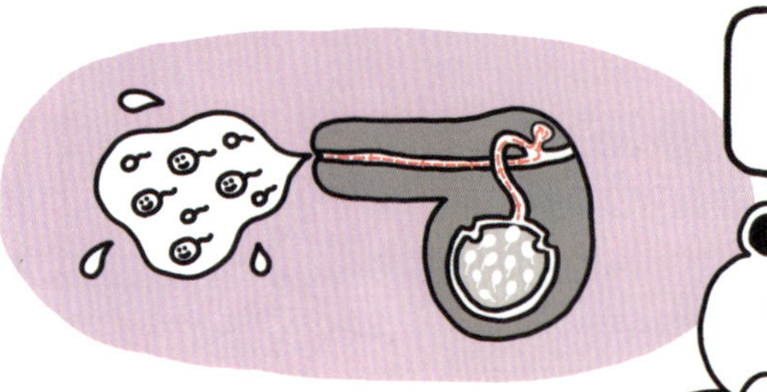

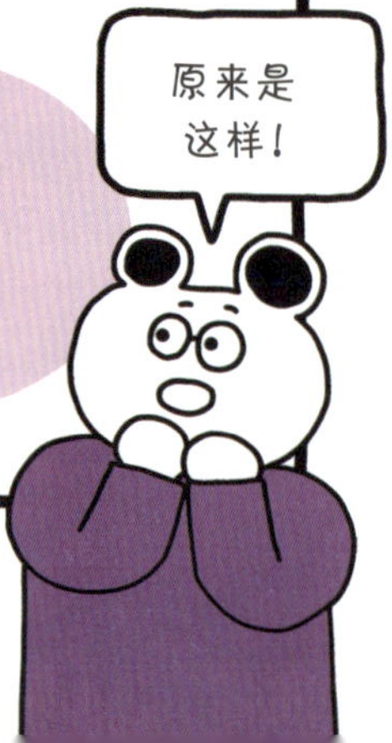
原来是
这样！

## 睾丸是很重要的器官

当精子的温度比体温略低时，它比较健康。所以，包裹着睾丸的阴囊在热的时候会变大，冷的时候会缩成一团——热的时候远离身体来冷却，而冷的时候则紧挨着温暖的身体保护睾丸。

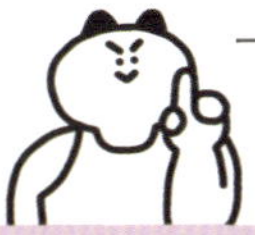

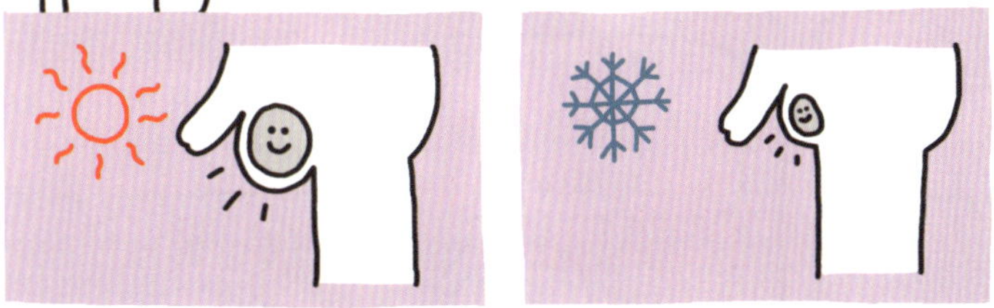

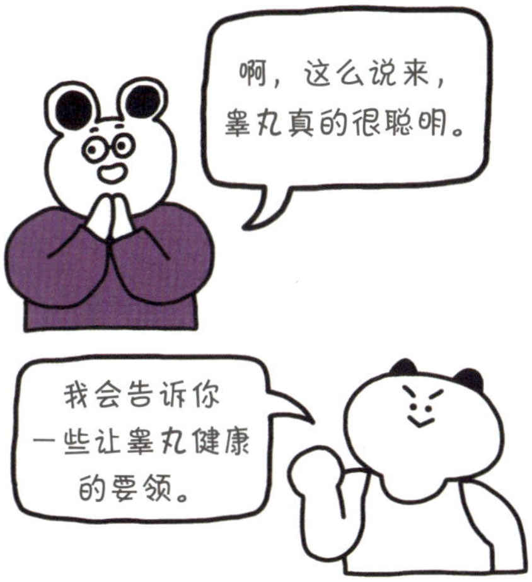
啊，这么说来，
睾丸真的很聪明。
我会告诉你
一些让睾丸健康
的要领。

### 宽松舒适的裤子

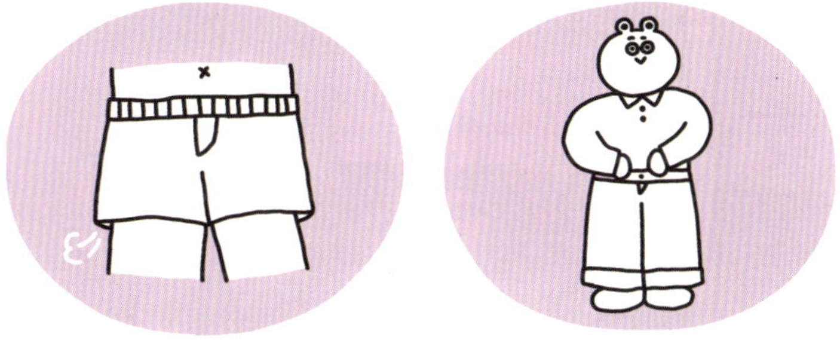

穿紧身的裤子会束缚睾丸，而且温度偏高对睾丸无益。宽松舒适的裤子最好。

### 不要乱开玩笑

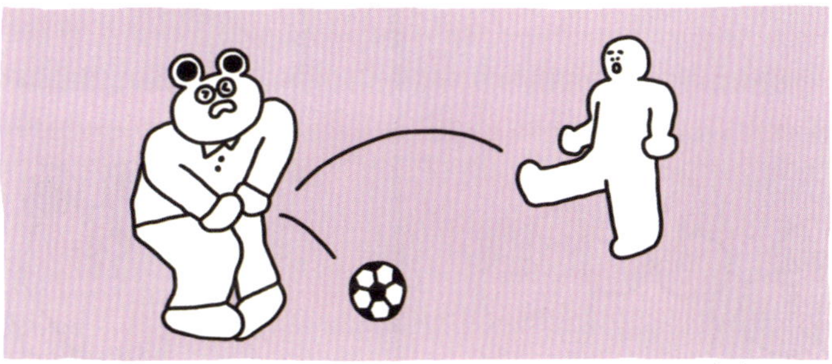

睾丸是我们身体中最敏感的器官之一。抗冲击力弱，稍有不慎会导致剧痛。绝对不能开诸如踢打睾丸的玩笑！

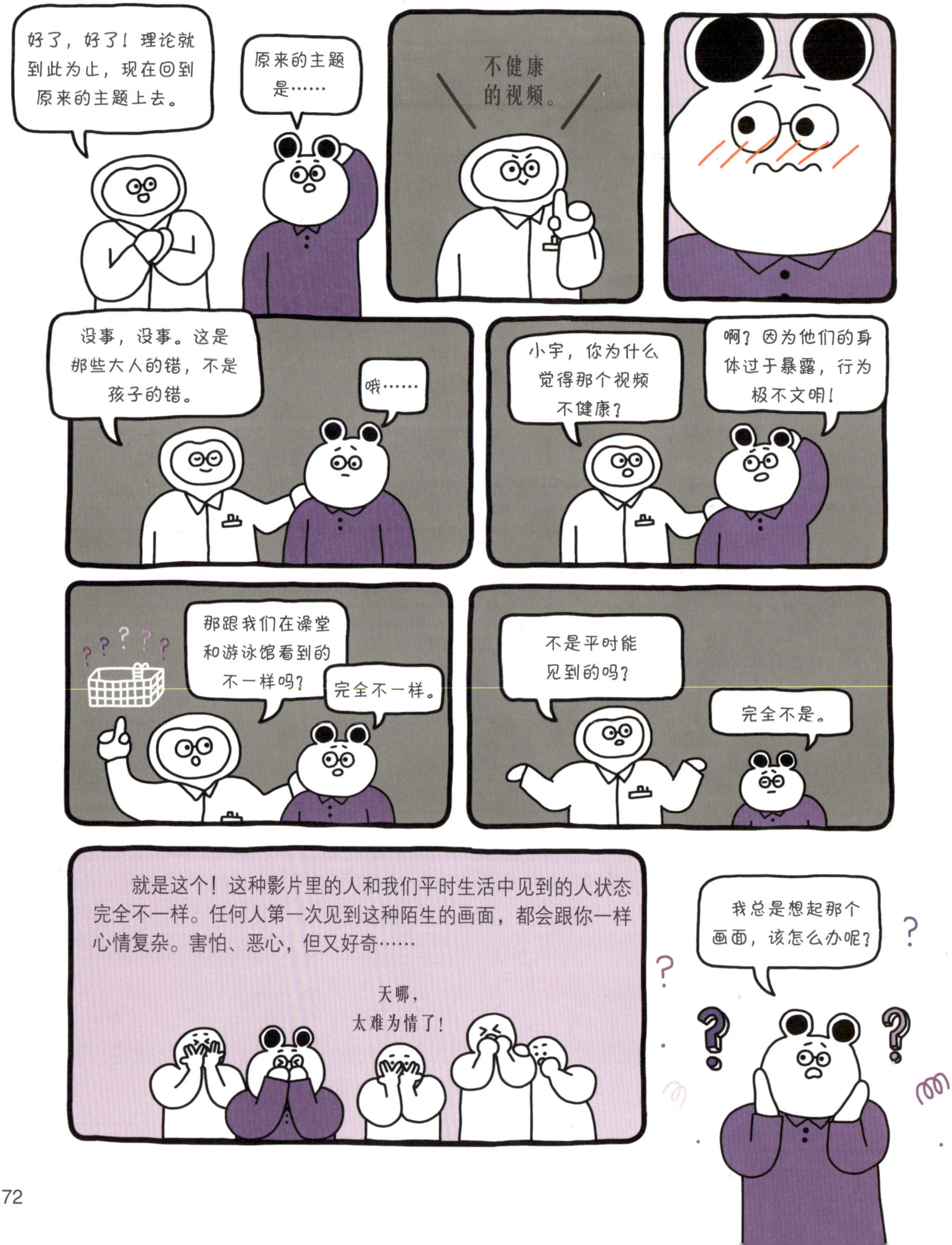

好了，好了！理论就到此为止，现在回到原来的主题上去。
原来的主题是……
不健康的视频。
没事，没事。这是那些大人的错，不是孩子的错。
哦……
小宇，你为什么觉得那个视频不健康？
啊？因为他们的身体过于暴露，行为极不文明！
那跟我们在课堂和游泳馆看到的不一样吗？
完全不一样。
不是平时能见到的吗？
完全不是。
就是这个！这种影片里的人和我们平时生活中见到的人状态完全不一样。任何人第一次见到这种陌生的画面，都会跟你一样心情复杂。害怕、恶心，但又好奇……
天哪，太难为情了！
我总是想起那个画面，该怎么办呢？

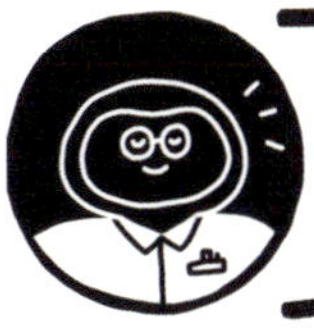

## 如果经常想起那些画面，这样做

### 不要让成人犯的错误影响自己

有些成人为了牟利，拍摄并传播不健康乃至违法的视频或照片等，我们可能会不小心看到，但这不是我们的错，只要不是我们主动去看的，就不必自责。要明白，那些视频和照片都是经过夸张演绎的、不真实的，我们要坚决抵制。

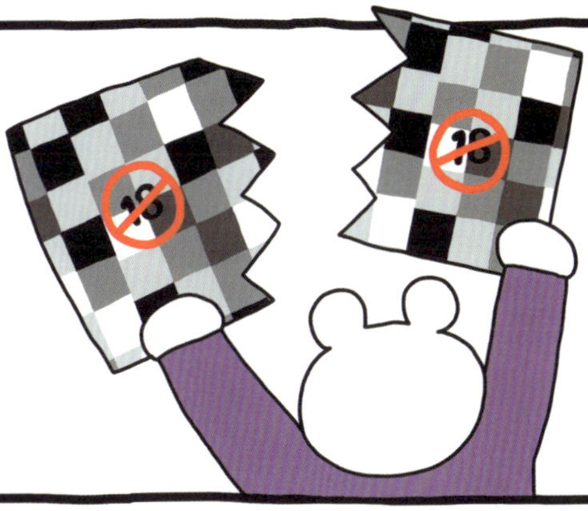

### 正视自己内心感受的同时，把注意力转向别处

进入青春期后，对性产生好奇是自然而然的过程。我们在正视自己内心感受的同时，要把注意力转向别处。可以热衷于运动，也可以挑战一下辣辣的美食。看一些有关青少年性教育的书也有所帮助。

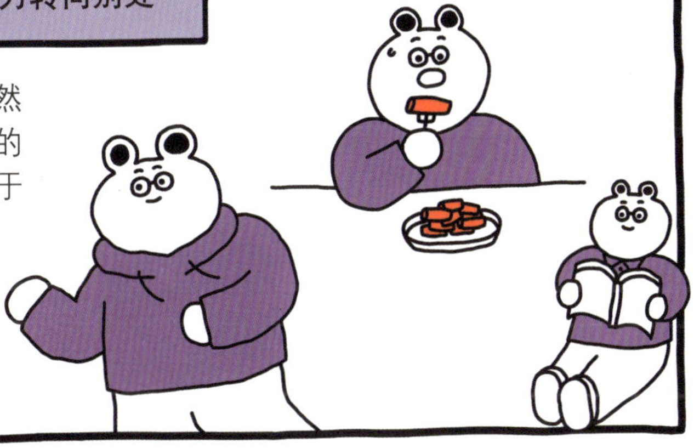

### 如果无法自拔，就寻求帮助

一个人苦苦守着秘密会增加负罪感和不安感。可以向信得过的大人寻求帮助，也可以向专业的青少年性教育机构咨询，及时进行疏导，避免沉沦。否则很可能产生心理上的问题。

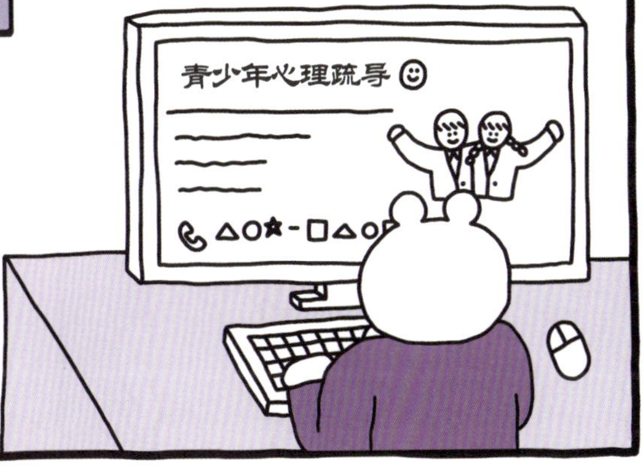

专家谈

## 大哥哥、大姐姐们这样说

以前我们上生物课看到人体的图片，如果谁多看两眼还会被一些同学嘲笑。现在我们很容易就能在其他地方看到大尺度的照片或视频，大家应该正确区分哪些是健康的，哪些是不健康的，不能胡乱嘲笑，更不能把不健康的当成健康的。

以前我看英文原声影片学习英语，经常有亲热的镜头。有一次我正看到吻戏部分，妈妈突然进来了，吓得我马上切换了频道。现在想想真是多此一举。

呵呵呵！

虽然我很少关注自己的身体，也没关注别人的，但那些不健康视频里的人故意暴露出来的身体，我一看就觉得不真实，完全没有关注的兴趣。

如果不小心在影片中看到少儿不宜的场景，不要慌张，及时回避不看就好，不要把注意力放在这些画面上，而是多想想影片中的其他情节和主题。当然，如果这是一部完全不适合青少年观看的影片，果断终止就好啦。

对，对！

人体和生理现象本身不是肮脏的，没有任何错，但是把它们夸张、扭曲，做成不健康的内容是龌龊和违法的，错的是拍摄这种视频的大人。

对人体感到好奇是再正常不过的事情，因此，不要觉得自己不正常。

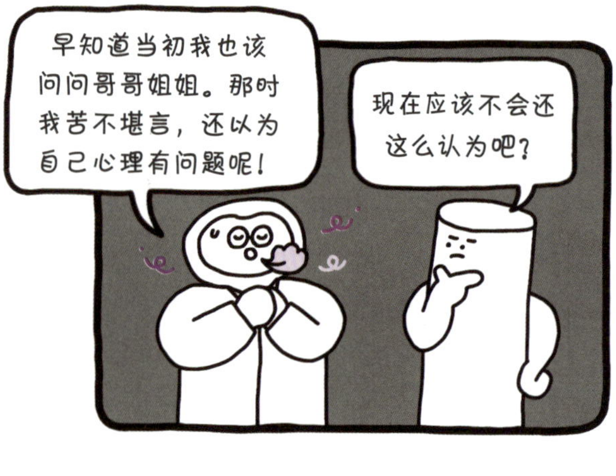
早知道当初我也该问问哥哥姐姐。那时我苦不堪言，还以为自己心理有问题呢！
现在应该不会还这么认为吧？

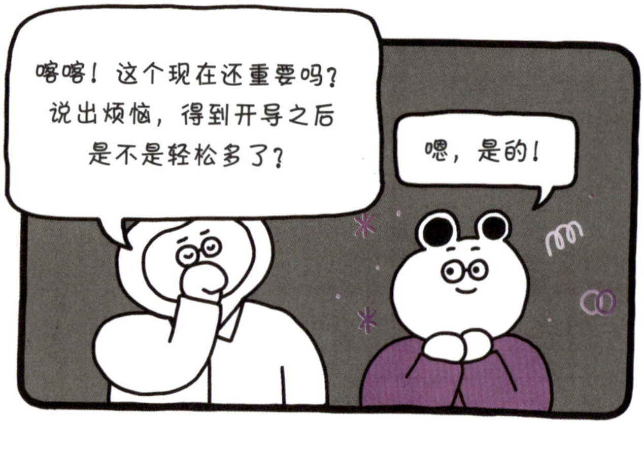
嘻嘻！这个现在还重要吗？说出烦恼，得到开导之后是不是轻松多了？
嗯，是的！

## 需要注意的几种行为

虽然这不是我的专长，但是，我还是忍不住想多说两句。小宇在日记里所写的烦恼基本都解决了……但我还想说几点在青春期容易犯的错误。

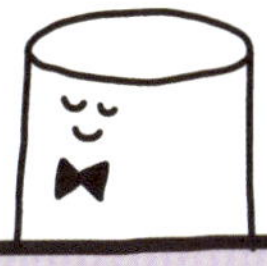

**不要偷偷传播不健康的图片、视频和小说！**

不要以为这些是小事，这些也属于违法行为。

**禁止在厕所偷窥别人，或把别人推到异性的厕所！**

厕所对每个人来说都是严肃且私密的空间。

**取笑别人的身体变化是非常幼稚的行为！**

不要拿月经、遗精、长喉结等身体变化来取笑别人，这不但很幼稚，还很不礼貌！

**未经允许不能随便触碰他人的身体！**

注意，这一条不仅针对异性之间，同性之间也不可以！任何人都不喜欢别人随便触摸自己的身体。

即便是小玩笑，只要让对方感到不快就是冒犯的行为。要多站在对方的角度上想，尽可能地理解和体谅对方。

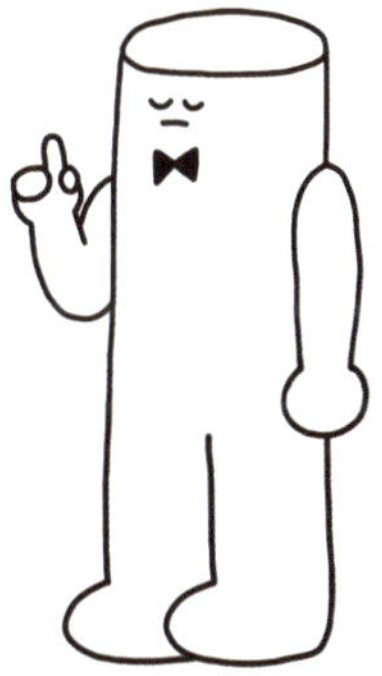

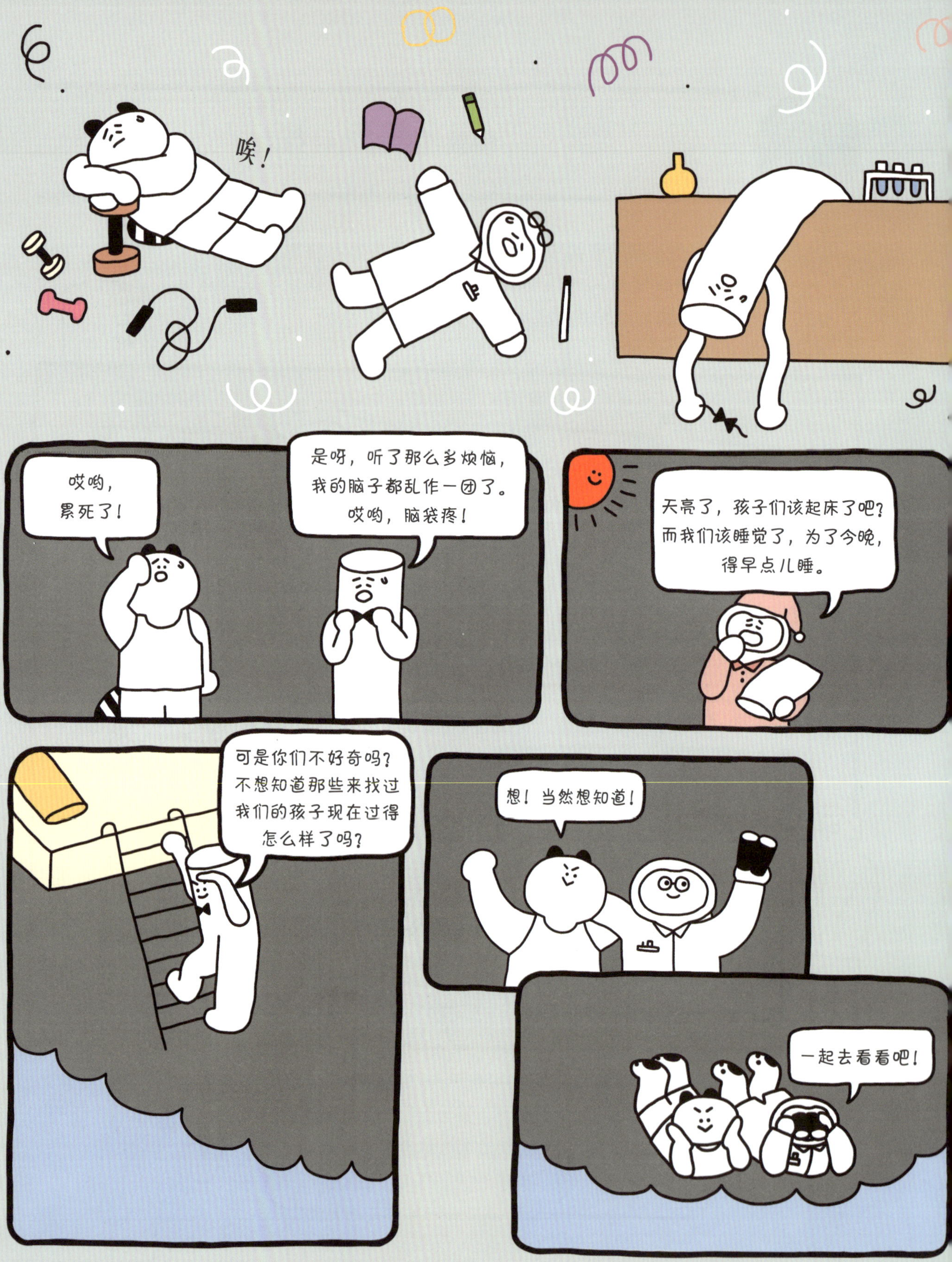
唉！
哎哟，累死了！
是呀，听了那么多烦恼，我的脑子都乱作一团了。哎哟，脑袋疼！
天亮了，孩子们该起床了吧？而我们该睡觉了，为了今晚，得早点儿睡。
可是你们不好奇吗？不想知道那些来找过我们的孩子现在过得怎么样了吗？
想！当然想知道！
一起去看看吧！

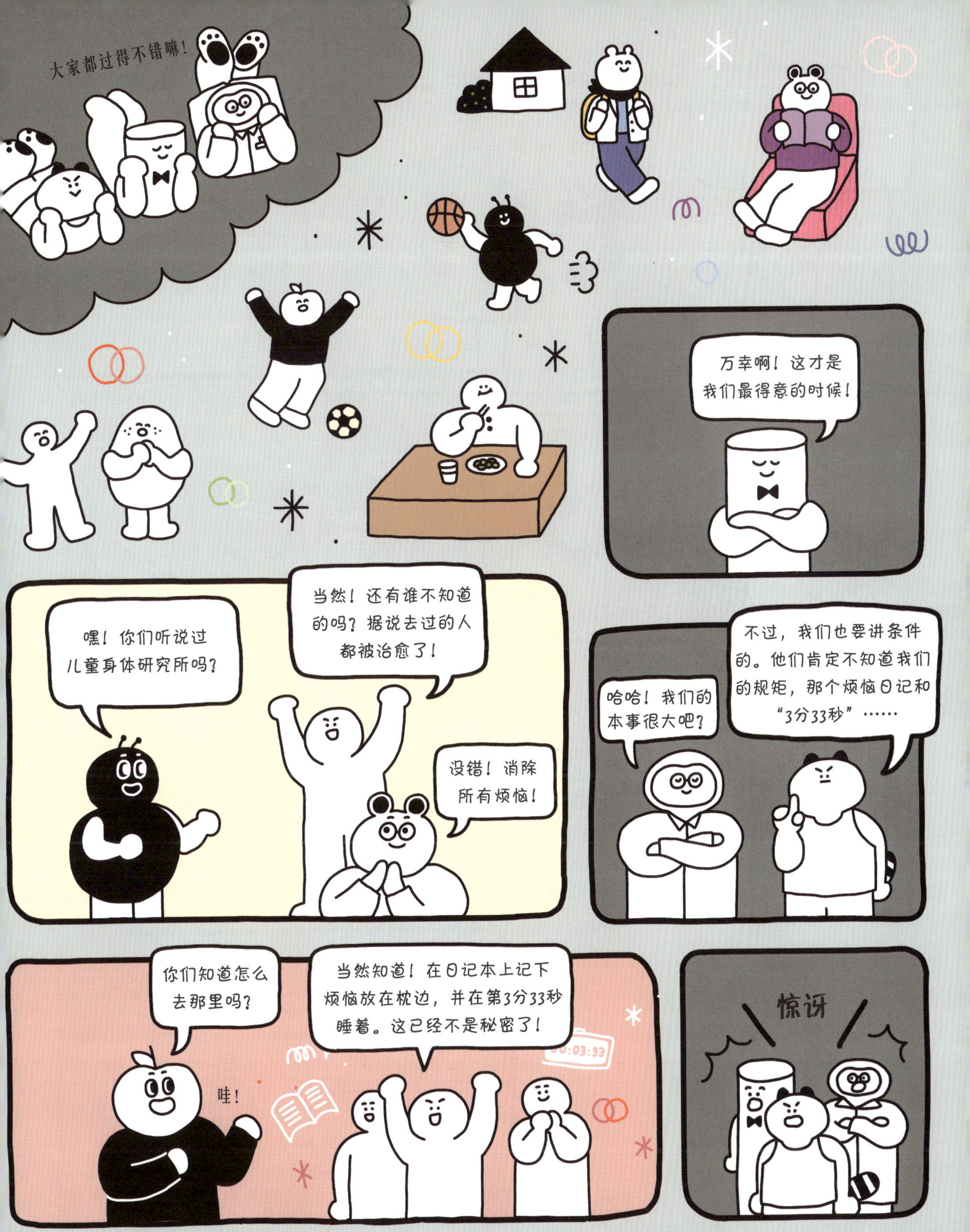
大家都过得不错嘛！
万幸啊！这才是我们最得意的时候！
嘿！你们听说过儿童身体研究所吗？
当然！还有谁不知道的吗？据说去过的人都被治愈了！
没错！消除所有烦恼！
哈哈！我们的本事很大吧？
不过，我们也要讲条件的。他们肯定不知道我们的规矩，那个烦恼日记和“3分33秒”……
你们知道怎么去那里吗？
哇！
当然知道！在日记本上记下烦恼放在枕边，并在第3分33秒睡着。这已经不是秘密了！
惊讶

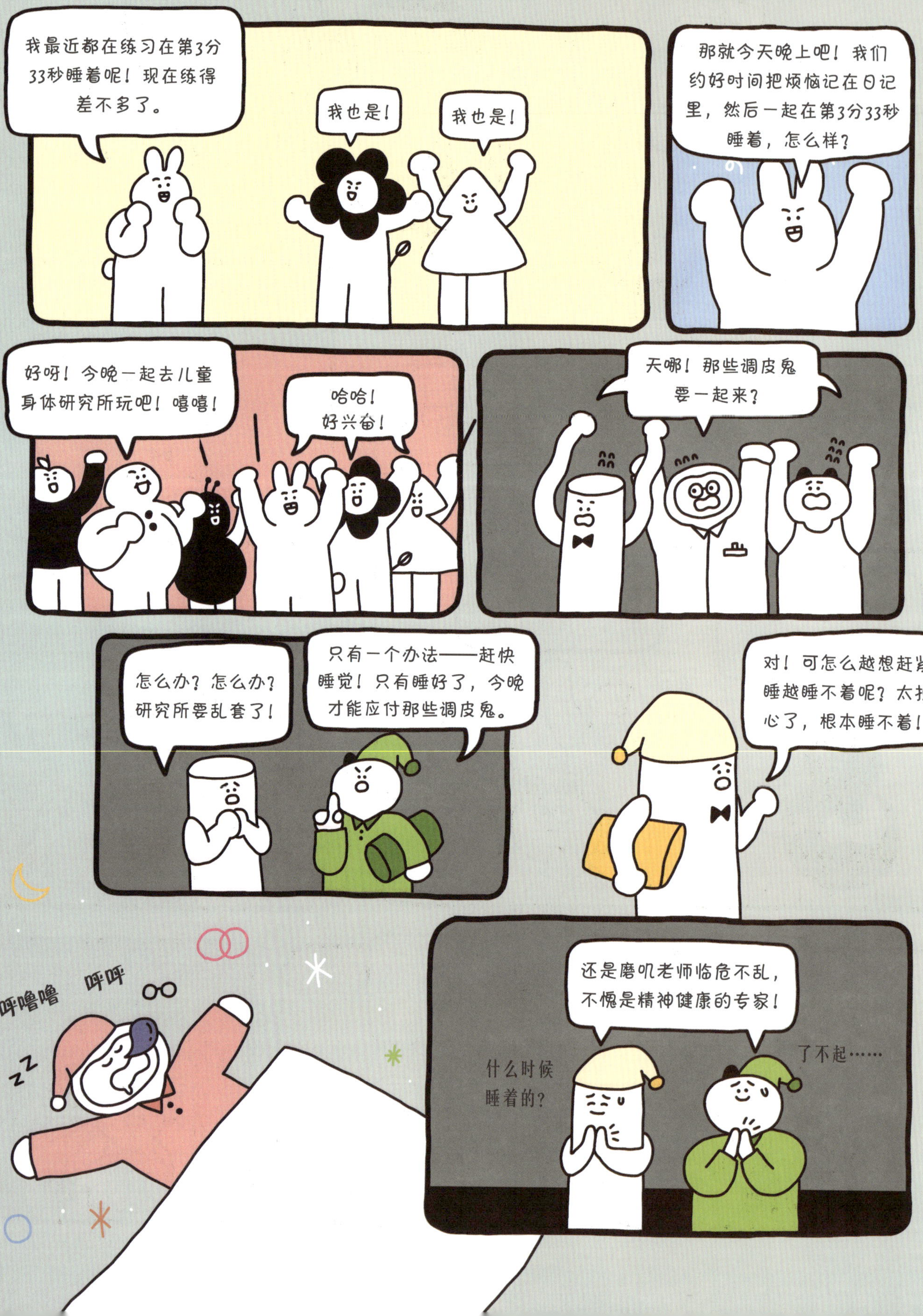
我最近都在练习在第3分33秒睡着呢！现在练得差不多了。
我也是！
我也是！
那就今天晚上吧！我们约好时间把烦恼记在日记里，然后一起在第3分33秒睡着，怎么样？
好呀！今晚一起去儿童身体研究所玩吧！嘻嘻！
哈哈！好兴奋！
天哪！那些调皮鬼要一起来？
怎么办？怎么办？研究所要乱套了！
只有一个办法——赶快睡觉！只有睡好了，今晚才能应付那些调皮鬼。
对！可怎么越想赶紧睡越睡不着呢？太担心了，根本睡不着！
呼噜噜
呼呼
还是磨叽老师临危不乱，不愧是精神健康的专家！
什么时候睡着的？
了不起……

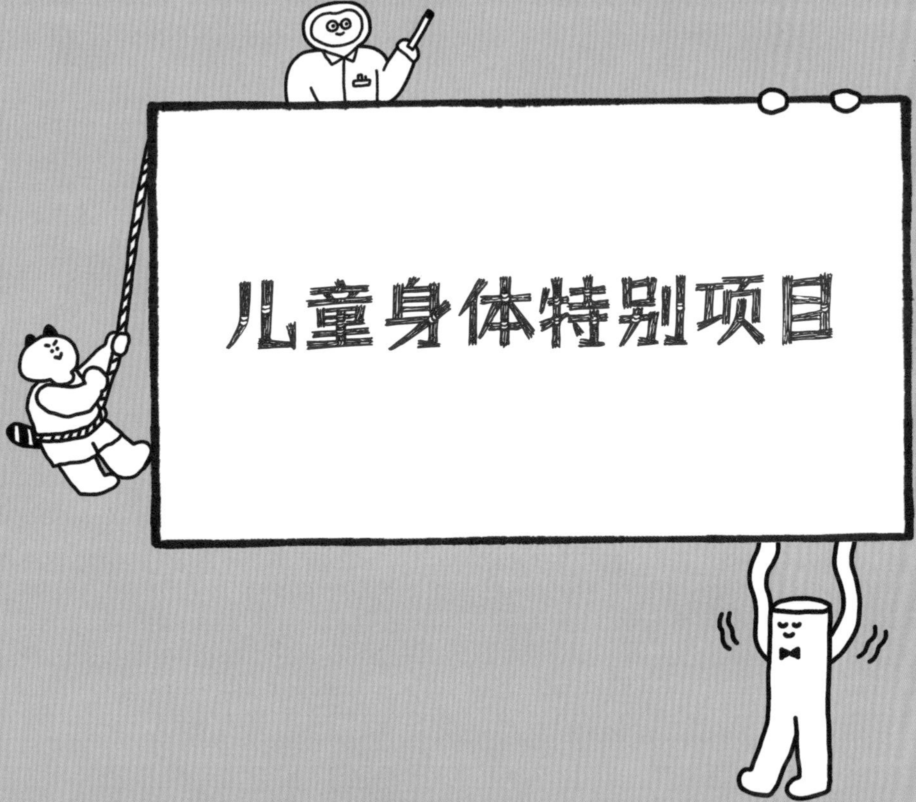


________________**的挑战**

写上你的名字

# 1 用保密卡片玩咨询游戏

你们有很多烦恼吧？我都知道，也许你们无处诉说，想来儿童身体研究所又来不了，跟父母说又不好意思。但要知道，不仅是你一个人这样，你的同龄人也都差不多。

## “保密咨询卡”的玩法

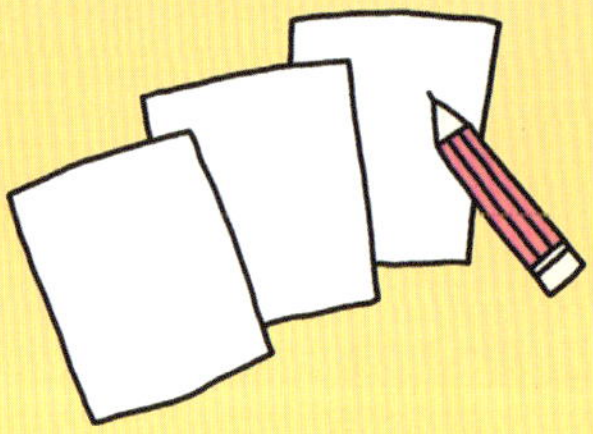

1. 找三五个关系亲密的朋友。
2. 制作一些咨询卡（参见下页），分给朋友们，然后坐在一起写下各自的烦恼。
3. 把咨询卡对折再对折，然后打乱堆在一起。一模一样的卡片折成一模一样的形状混在一起，分不出是谁的，如果再刻意改变笔迹，即使打开卡片也分不出。
4. 跟朋友们围坐在一起，一张一张地打开卡片。从现在开始，你们每个人都是咨询师，对每张卡片上的烦恼进行解答。

首先考虑好想要解决的烦恼是什么。

- ☐ 我对外貌十分焦虑。
- ☐ 我想咨询一下长身体时会发生哪些变化。
- ☐ 有些事儿让我心烦意乱。
- ☐ ------------------------------------------

嘘！
要保密！

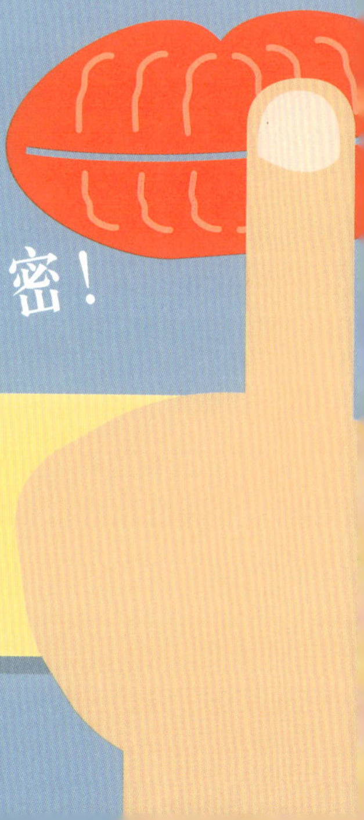

**必须遵守的游戏规则**

就算自己的卡片被拿出来了，也要装作不知道。只有这样，才能彻底保密，同时也能站在别人的立场上看待自己的问题。

项目实行

月 日

我的烦恼

虽然也不是什么值得生气的事儿，但是我总会发脾气。

我想咨询的内容是

有没有快速安抚情绪的好办法呢？如果当时没有控制住，发火发得过分了，事后该怎么道歉？

我的烦恼

我想咨询的内容是

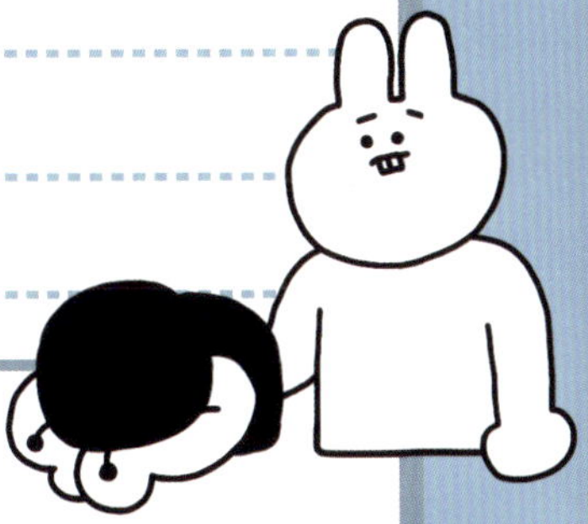

我的烦恼

我想咨询的内容是

我的烦恼

我想咨询的内容是

我的烦恼

我想咨询的内容是

我的烦恼

我想咨询的内容是

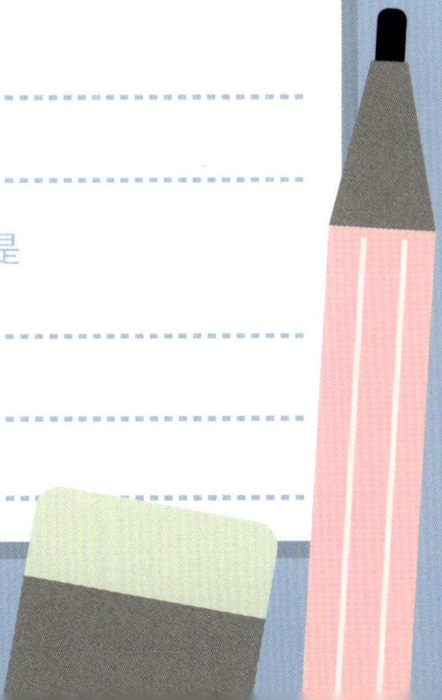

# 2 举办属于自己的时装秀

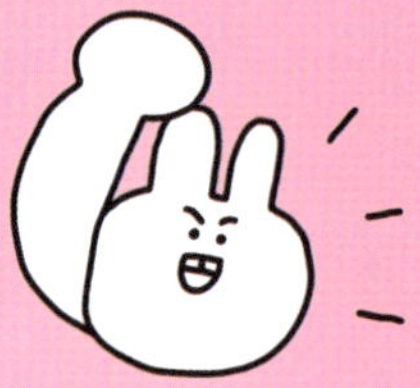

谁都能举办时装秀？当然，任何人都可以，只要有热情。没钱买衣服？没关系，和朋友们一起把平时穿的衣服重新搭配一下就行。是不是很简单？

## 怎样举办属于自己的时装秀

1. 和好朋友们约好，把各自的衣服、鞋子、饰品等时尚单品集中到一起。

2. 定一个聚会的地点和规则。
例如：场所定在儿童身体研究所，每人至少准备一套衣服。

3. 把大家带来的服饰归集分类，上装和上装放在一起，下装和下装放在一起，配饰也分类整理好之后，准备工作就完成了。

**时装秀参加者名单**

参考不同的风格

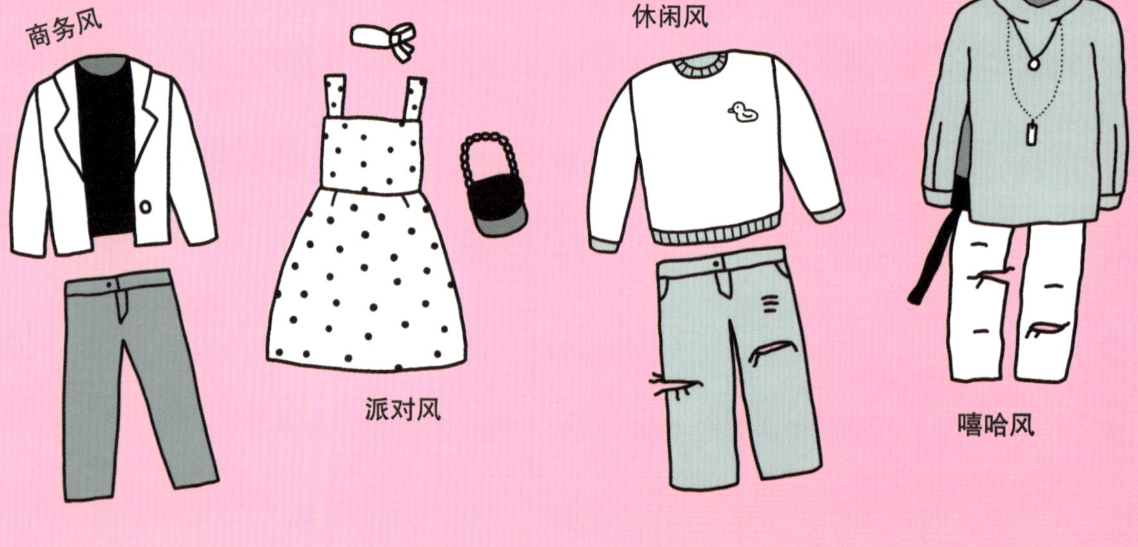

## 分角色

来，现在开始搭配喽！可以选套装，也可以随机搭配。

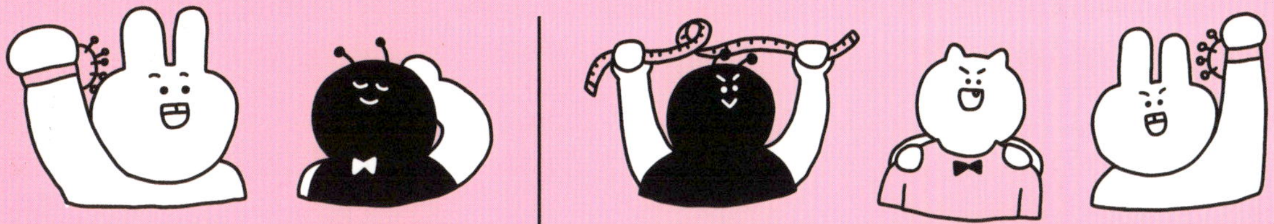
我先来搭配。
那我当模特儿。
角色互换一下。
这次我来搭配。
那下次我来搭配。

## 搭配

我来决定朋友穿什么。让我们把上装、下装、饰品搭配起来看看！

什么风格？

________________

什么姿势？

________________

画在这里吧！

画出我搭配的造型。

## 时装秀开始

如果准备好了，就开始进行专属于我们自己的时装秀吧！放欢快的音乐，像真正的时装模特儿一样，充满自信地走T台！摆几个帅气的姿势，留个影！

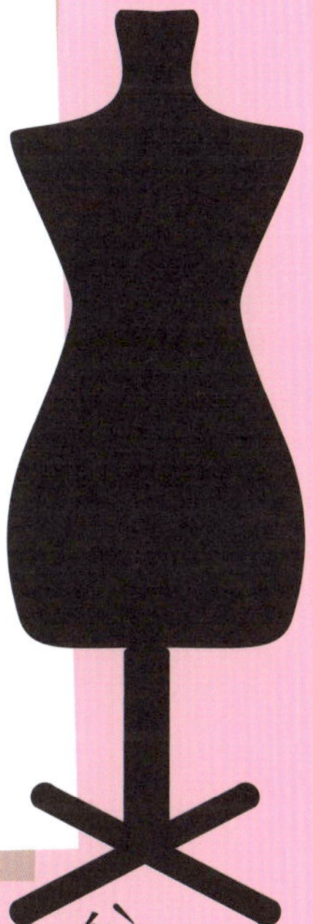

来，放音乐！

# 3 通过简单的体能测试增强体力

在制订锻炼计划之前，先通过简单的体能测试来测一下自己的体能吧！不足的地方我来告诉你怎么提高。

## 挑战前先做简单的体能测试

❶ **短跑**　用计时器测一下全速奔跑50米所用的时间。预备，跑！

❷ **仰卧起坐**　屈膝躺着，把脚部牢牢固定好，保证不翘起。数数一分钟最多能做多少个。

❸ **立定跳远**　双脚立定站好，尽力向前跳。“一、二、三！跳！”要点是利用双臂前后摆动产生助推力。

❹ **长跑**　测一下跑1000米的用时。如果像短跑一样全程全力奔跑会很累，因此必须要调节速度。

❺ **引体向上**　吊在比自己身高高的单杠上，测试可以做多少个。注意，下巴必须过杆才算完整完成。

❻ **坐位体前屈**　双腿并拢伸直坐好，上半身尽最大限度向前倾，然后测量手指能超过脚尖几厘米。

## 各种有针对性的运动

**想提高短跑的成绩**

起跑的快慢是影响成绩的重要因素之一。

做提升爆发力的运动，如打乒乓球、羽毛球、网球等。

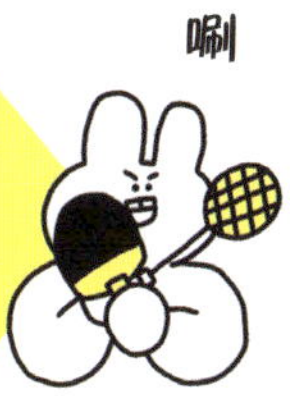


**想提高长跑的成绩**

最重要的是可以坚持长时间跑步的耐力和肺活量。

做锻炼心肺耐力的运动，如以正确的姿势慢跑、游泳、骑自行车等。

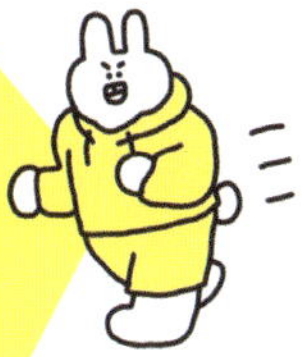

**想增加仰卧起坐的次数**

需要增强腰部的柔韧性和腹部肌肉的力量。

锻炼腹部肌肉，如转呼啦圈。

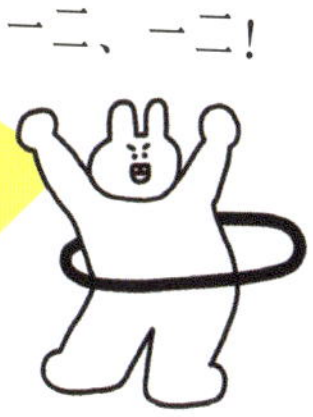


**想立定跳远跳得更远**

立定跳远最重要的是弹跳力。

坚持跑步，锻炼弹跳力，如打篮球、排球，跳蹦床。

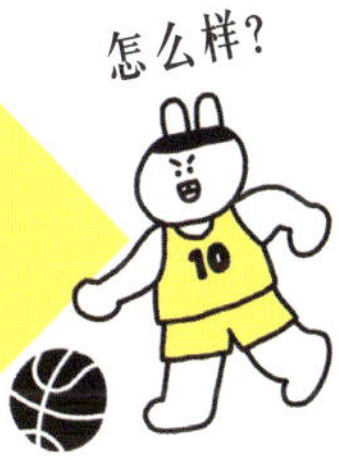


**想练好引体向上**

胳膊和肩膀的肌肉结实才能在单杠上坚持得久。

定好时间，循序渐进，如练习俯卧撑、靠墙倒立。

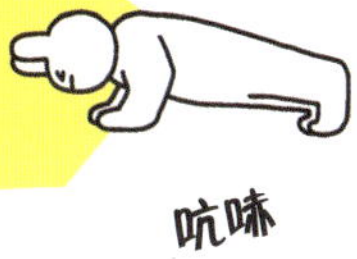


**想提高坐位体前屈的水平**

需要做锻炼柔韧性的运动。

身体的柔韧性够好，运动时才不容易受伤。可以做拉伸运动、练跆拳道、跳芭蕾、做瑜伽。

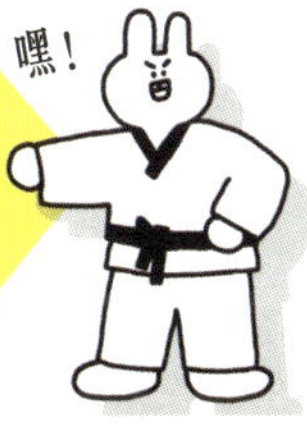

制订好运动计划后，每天都要记录结果。只有坚持实践和记录才有成就感，有一天你会突然感到体能提升了许多。

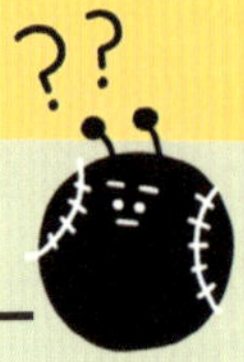

## 这样记录

例如

| | 周一 | 周二 | 周三 | 周四 | 周五 | 周六 | 周日 |
|---|---|---|---|---|---|---|---|
| 运动记录 | 早晨拉伸<br>运动<br>慢跑 | 早晨拉伸<br>运动<br>跆拳道 | 早晨拉伸<br>运动<br>仰卧起坐 | 早晨拉伸<br>运动<br>跆拳道 | 早晨拉伸<br>运动<br>仰卧起坐 | 游泳 | 休息 |

1 写下我喜欢的运动。

----------------------------------------------------------------

----------------------------------------------------------------

2 制订一周的计划，如：一周几次，星期几实行，等等。

| | 周一 | 周二 | 周三 | 周四 | 周五 | 周六 | 周日 |
|---|---|---|---|---|---|---|---|
| 运动记录 | | | | | | | |

3 记录下每天是否达成目标。

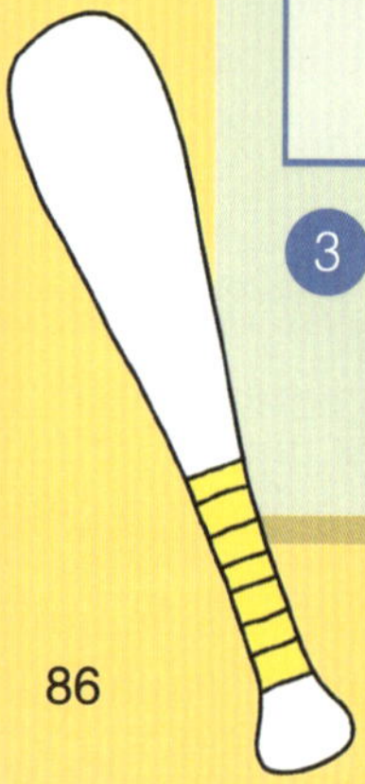

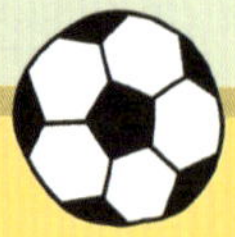

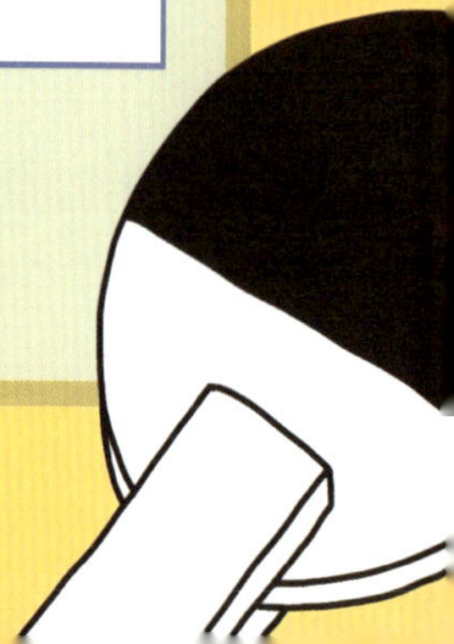

运动一个月后再进行一次体能测试。自己测试比较困难，可以请家人或朋友帮忙测试。

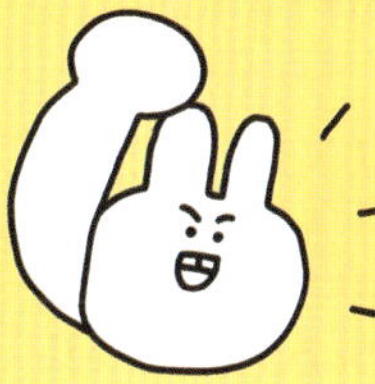


## 再次进行体能测试

### 短跑测试

上次成绩________秒

本次成绩________秒

自我小结

### 一分钟仰卧起坐测试

上次成绩________个

本次成绩________个

自我小结

### 立定跳远测试

上次成绩________厘米

本次成绩________厘米

自我小结

### 长跑测试

上次成绩____分____秒

本次成绩____分____秒

自我小结

### 引体向上测试

上次成绩________次

本次成绩________次

自我小结

### 坐位体前屈测试

上次成绩________厘米

本次成绩________厘米

自我小结

**图书在版编目（CIP）数据**

儿童身体研究所 /（韩）李香晏文；（韩）朴仁娥图；霍慧译. -- 南昌：二十一世纪出版社集团，2023.10
（酷小孩系列）
ISBN 978-7-5568-7362-3

Ⅰ. ①儿… Ⅱ. ①李… ②朴… ③霍… Ⅲ. ①儿童故事—图画故事—韩国—现代 Ⅳ. ①I312.685

中国国家版本馆CIP数据核字（2023）第093511号

**酷小孩系列**

**儿童身体研究所** ERTONG SHENTI YANJIUSUO

**［韩］李香晏 / 文　［韩］朴仁娥 / 图　霍　慧 / 译**

| | |
|---|---|
| **出 版 人** | 刘凯军 |
| **责任编辑** | 万　静 |
| **责任制作** | 章丽娜 |
| **出版发行** | 二十一世纪出版社集团<br>（江西省南昌市子安路75号　330025） |
| **网　　址** | www.21cccc.com |
| **印　　刷** | 南昌市红星印刷有限公司 |
| **开　　本** | 860 mm×1040 mm　1/16 |
| **印　　张** | 5.5 |
| **字　　数** | 68千字 |
| **版　　次** | 2023年10月第1版 |
| **印　　次** | 2023年10月第1次印刷 |
| **印　　数** | 1～5000册 |
| **书　　号** | ISBN 978-7-5568-7362-3 |
| **定　　价** | 35.00元 |

**赣版权登字 -04-2023-165**　

购买本社图书，如有问题请联系我们：扫描后勒口二维码进入官方服务号。
服务电话：0791-86512056（工作时间可拨打）；服务邮箱：21sjcbs@21cccc.com。